統合失調症からの回復を支える
──心理教育・地域生活支援・パートナーシップ──

著
白石弘巳

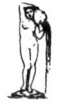

星 和 書 店

Seiwa Shoten Publishers

2-5 Kamitakaido 1-Chome
Suginamiku Tokyo 168-0074, Japan

Facilitating Recovery from Schizophrenia:

Psychoeducation, assistance for social participation and partnership

by
Hiromi Shiraishi, M.D., Ph.D.

© 2010 by Seiwa Shoten Publishers

まえがき

　本書は，1990年代の半ばから，折に触れて発表してきた統合失調症の支援のあり方に関する論文を集めたものである。これらが書かれた主な時期は，障害者基本法の成立を受けて，精神保健法が精神保健福祉法と呼ばれるようになった1995年頃から，障害者自立支援法が成立した2005年頃に当たる。それは人権尊重と社会復帰の促進を掲げて登場した精神保健法が1987年に成立した後しばらく続いた「希望の時期」から，ひきこもり，自殺，うつ病，認知症，発達障害などさまざまなメンタルヘルスの課題の顕在化にともない「多様化の時期」を経て，障害者自立支援法と政権交代の影響から再びその行方が「流動化」してきたと称される時期にわたっている。

　この間には，本書の主題である統合失調症の医療や福祉の状況にもさまざまな変化があった。まず，治療薬については，リスペリドンに始まり，クロザピンに至るまでの新規抗精神病薬の上市という出来事があった。それはこれまでの抗精神病薬の「多剤大量療法」批判とも相まって，精神科医の治療方針に変更を迫った。また，この時期は，国の助成事業として精神科救急事業が開始され，全国に行き渡るとともに，精神科急性期病棟や精神科救急入院料病棟などの専門病棟の整備が進んで来た時期とも重なる。さらに，1997年に精神保健福祉士法ができ，精神科ソーシャルワーカーが精神保健福祉士として国家資格化された。その結果，今や精神保健福祉士は精神科病院のみならず，地域の社会復帰施設と言われてきたところなどで広く活躍するようになった。統合失調症の呼称変更（2002）や，いわゆる社会的入院患者の数7万2千人を盛り込んだ社会保障審議会障害者部会精神分会の報告書の公表（2004）も，落としてはならない画期的な出来事と言うべきであろう。

　このような精神科医療，福祉の改革に向けたさまざまな取り組み，出来事に

もかかわらず，今日に至るまで，まだ十分解消されたとは言えない課題が少なからず残っている．それは，長期間精神科病院で入院生活を続けている患者が多数に上ること，一部ではあろうが，再発を繰り返す患者がいること，地域で暮らす回復者の多くが「外来ニート」と呼ばれるひきこもりがちな生活を続けていること，その少なからぬ人々が高齢の親と住み，家族から「親なき後」が懸念されていること，などである．このような課題を解消するために，何をすべきかという問題意識を持って，筆者は，東京都精神医学総合研究所在職時に，保護者制度，精神科救急，成年後見制度，あるいは精神保健福祉法のあり方，などに対して調査や研究に関わる機会を得，若干の報告も行ってきた．

そうしたいわばマクロ的な視点からの俯瞰である調査研究に対し，ミクロ的と言うべき視点が存在する．それは，臨床家として統合失調症の個々の患者さんや家族に関わるときに生じる．医学的治療で十分な改善が見られないとき，あるいは治療が効果を発揮するまでの間，患者さんや家族の不安の訴えや生活上の困難にどのように接し，どのような対処を行えばいいのかといったことについて，精神科医療に携わる者なら誰でも，困惑やもどかしさを感じた経験があるはずである．筆者は，「精神科医はふんふん聞いているだけでどうしたらいいか教えてくれない」「しつこく言うと薬を変えられるだけ」と患者さんや家族が不満を述べるのを何度も耳にした．面と向かって言わないだけで，おそらく筆者に対しても同じようなことが言われているに違いない．筆者は，こうした訴えに接し，自らの限界，無力を認めつつ，どうしたらいいのかを一緒に考えていく姿勢を示すしか対応の方法がない場合があると考えるようになった．

幸い1990年代以降，リカバリー，エンパワーメント，パートナーシップ，レジリエンスといった耳に心地よい言葉が欧米から輸入されるようになった．筆者自身，ロサンゼルスの「ビレッジ」という精神保健施設を何度か訪問して，そうした理念を実践することの重要性を学んだ．しかし，ひねくれ者の筆者は，こうした新しい言葉を用いることでひとりよがりに陥らないようにしなければならないという思いも強く持った．本書には，そんな思いから書かれた19編の論文を収載した．内容は，私が精神障害を持つ人に対する支援について手探りで考え，ささやかな実践行動を行ってきた記録である．それらに共通してい

る姿勢があるとすれば，それは患者さんや家族，あるいは関係者から学ぼうという姿勢であると言いたい。もちろん，それがはなはだ不十分であることは十分自覚しているが，本書を読んで下さる方が，何か1つでもヒントとなるようなものを見いだして下さるとしたら望外の幸せである。

*

　本書の構成について述べておきたい。
　まず，第1章では，統合失調症の発症エピソードに引き続く経過の一例を示した。こうした事例は臨床家にはなじみ深いものであろうが，経過を縦断的に記載することで回復のイメージを共有したいと思う。第2章は，統合失調症の症状や治療，経過，支援に関する総論として読んでいただきたい。第3章と第4章は，統合失調症の経過に影響を与える心理社会的要因について論じたものである。筆者の主張は，統合失調症の経過が多様であるということは，とりもなおさずそれが回復の方向にも十分に開かれているということである。第5章は，当事者の病気に対する認識を日米で比較したものである。専門家が病気の結果と見ているものが，実は社会的文化的な影響を受けて形成されたものであることが示唆された。第6章では，当時まだ少なかった海外旅行の経験が当事者の回復につながる可能性について論じている。筆者はこの旅行に同伴し，当事者の力を強く実感した。第7章は施設職員の利用者との接し方を日米で比較したものである。どちらもパートナーシップを標榜しているが，日米の間には，職員，あるいは「専門家」として利用者に関わる際の考え方について興味深い相違があることが示唆された。これを受けて，第8章では，ACT（Assertive Community Treatment）における職員と利用者や家族との関係のあり方について論じている。特に家族支援については，筆者がかつて翻訳したFalloonの行動療法的家族指導をパートナーシップのモデルの1つとして紹介した。第9章では，統合失調症のひきこもりに対する当事者支援の原則をパートナーシップの考え方から説明した。それを受けて，第10章では筆者が関わってきた川崎市精神障害者家族会連合会の「窓の会」における活動を実践活動の一例として紹介した。第11章と第12章は精神障害者家族の置かれた状況に対する歴史

的経緯と，家族の実態についてのアンケート調査結果のまとめである。さらに，第13章では社会的入院患者と呼ばれる人の実態と，その家族がどのような人々であるのかについての調査結果を紹介した。これら3章を通じて，精神障害者や家族に対する支援を家族の実態に即して行う重要性について論じた。第14章で，再びパートナーシップの視点から家族をどのように支援すべきかを論じた。そこでは，可能な解決法がただちに見つからないとき，専門家は家族と一緒に困りつつ，傍らにいることが大切と論じた。第16章以降は心理教育に関する論文を集めた。第16章では，心理教育の前提となる病名告知の実態とその帰結について論じた。統合失調症の呼称変更以前の古い報告であるが，「伝えにくい病名を伝える」際のポイントについて論じた。第17章は90年代半ばまでの心理教育の現状を紹介したものである。家族教室という名称で病気について語ることはすでに1960年代から行われていたことを踏まえ，心理教育とは何をすることかと自問した。特に，専門家が家族から学ぶことの意義について注意を喚起した。第17章と第18章は筆者自身の心理教育の実践について報告したものである。実施対象の違いで，獲得すべき目標も異なることを論じたが，家族を肯定的に見て，家族自身の力を引き出すというエンパワーメントアプローチの考え方は共通している。第19章は，統合失調症の当事者本人に対する心理教育の現状と可能性について論じた。

*

本書を構成する論文は，本来別の時期にそれぞれ別の目的に従って書かれたものである。そのため，上述した流れはあるものの，基本的には，それぞれを独立した論文として読んでいただきたいと思う。また，多くの論文は，文中の「精神分裂病」を統合失調症に変更したことを除いて，最小限の修正に止めた。そのため，重複や今日にそぐわない記述が散見するおそれがあるが，諒とされたい。

最後になるが，これらの論文を執筆するにあたってご協力をいただいた共著者の皆様や，論文の再掲を許可して下さった各出版社に感謝したい。

目　次

まえがき　iii

第Ⅰ部
統合失調症の経過に影響を与える要因と回復に向けた支援

第1章　ある統合失調症患者の経過 ——————————— 3
1. はじめに　3
2. 事例の概要　3
3. 入院中の経過　4
4. 退院後（アフターケア）　5
5. まとめ　7

第2章　精神障害者の実情と支援の必要性 ——————————— 8
1. 精神の機能と精神疾患　8
2. 精神科医療の歴史と課題　9
3. 新しい精神科医療と新しい精神障害者像　10
4. 精神障害の特徴　12
5. 精神障害をめぐる支援の考え方　13
6. 精神障害者と成年後見　15

第3章　統合失調症の回復に影響を与える心理社会的要因(1)
　　　　——Zubinらの脆弱性－ストレスモデルとライフイベント研究 ——— 18
1. はじめに　18
2. 統合失調症と心理社会的因子の関連　19
3. 統合失調症の発症と心理社会的要因　21
4. 統合失調症の再発と心理社会的要因　25

5. おわりに　28

第4章　統合失調症の回復に影響を与える心理社会的要因(2)
　　　――回復の理論と促進の機会としての心理教育 ―――――― **30**
1. はじめに　30
2. 脆弱性－ストレスモデルと心理教育的アプローチ　31
3. 統合失調症の経過と Strauss の仮説　32
4. 統合失調症患者をありのままに見ること　34
5. 統合失調症の回復に必要なもの　35
6. 回復の決断とその持続　38
7. 家族に回復への道筋をどう説明するか？　39
8. おわりに　41

第5章　エンパワーメントの出発点としての当事者の思い
　　　――「やどかりの里」と「ヴィレッジ」におけるアンケート調査から ―― **43**
1. はじめに　43
2. 対象と方法　43
3. 結果　44
4. 考察　50

第6章　エンパワーメントの実現に向けた実践
　　　――海外旅行を例として ―――――――――――――――― **53**
1. はじめに　53
2. 研究の目的　54
3. 研究の方法　54
4. 結果　55
5. 考察　60
6. おわりに　66

第Ⅱ部
地域生活支援における当事者と支援者の関係

第7章　パートナーシップとは
──アンケート調査による「やどかりの里」と「ヴィレッジ」の比較 ── 71
1. はじめに　71
2. 対象と方法　72
3. 結果　73
4. 考察　77
5. おわりに　78

第8章　地域支援におけるパートナーシップのあり方(1)
──ACTにおける支援を例として ── 79
1. はじめに　79
2. 精神障害からの「回復」　80
3. 本人の「パートナー」としてのACTスタッフ　81
4. 家族の「回復」　83
5. 家族の「回復」支援とスタッフの役割　84
6. おわりに　85

第9章　地域支援におけるパートナーシップのあり方(2)
──ひきこもりを例にして ── 87
1. はじめに　87
2. 統合失調症のひきこもりをどう見るか　88
3. ひきこもっている人への関わり　92

第10章　ボランティアとパートナーシップ
──ひきこもりの人を支援する窓の会の活動から ── 95
1. はじめに　95

2. 「窓の会」活動の概要　96

3. 対象と方法　98

4. 結果　98

5. 考察：「窓の会」活動の意義とひきこもり支援の課題　103

第Ⅲ部　統合失調症の家族の現状と支援

第11章　精神障害者と家族(1)
――精神医療史の中における位置づけ―― 109

1. はじめに　109
2. 精神障害者の監督者としての家族　109
3. 精神医学の研究対象としての家族　111
4. 「当事者」としての家族　112
5. 「当事者」としての「本人」の登場と「家族」の多様化　114
6. これからの精神科医療と家族の位置づけ　116

第12章　精神障害者と家族(2)
――その現状と意見―― 118

1. はじめに　118
2. 家族の病気や治療に関する理解　119
3. 家族が知りたいこと　123
4. 家族の情報源と主治医に対する期待　125
5. 家族教育の必要性　126
6. おわりに　128

第13章　社会的入院の実態と家族 130

1. はじめに　130
2. 対象と方法　131

3. 結果　133
4. 考察　140
5. おわりに　141

第14章　家族支援におけるパートナーシップとは ─── 143

第Ⅳ部
病名告知と心理教育

第15章　病名告知と本人・家族の反応
──デイケア利用者の家族に対するアンケート調査 ─── 149

1. はじめに　149
2. 対象　149
3. 方法　150
4. 結果　150
5. 考察とまとめ　156

第16章　日本における心理教育の歴史と現状 ─── 158

1. はじめに　158
2. 医療機関における家族支援プログラムの実施状況　159
3. 心理教育ブームの陥穽　161
4. 1965年当時の家族援助　163
5. 1965年の家族援助から心理教育ミーティングへ　168
6. 家族心理教育ミーティングの意義　169
7. おわりに　171

第17章　家族心理教育の実践(1)
──家族教室で用いる技法の開発 ─── 173

1. はじめに　173

2.「テストと答え合わせの授業を擬した心理教育」の技法について　174
3.「答え合わせの授業」の実際　177
4. 考察　185
5. おわりに　188

第18章　家族心理教育の実践(2)
――『家族と専門家の交流会』から学んだこと ——————— 189
1. はじめに　189
2.「健康・医療ガイドセンター」と松原雄一氏　189
3. 公開講座から交流会へ　190
4.「交流会」の基本方針　191
5.「交流会」の運営　193
6.「交流会」の存在意義　194
7.「交流会」に参加したボランティアがすべきこと　195
8. おわりに　196

第19章　統合失調症患者に対する心理教育的アプローチ ——— 198
1. はじめに　198
2. 本人を対象とする心理教育的アプローチ　199
3. 心理教育的面接　204
4. EBMの時代の精神療法としての心理教育：まとめに代えて　206

あとがき　209
索　引　211
初出一覧　213

第Ⅰ部
統合失調症の経過に影響を与える要因と回復に向けた支援

第1章
ある統合失調症患者の経過

1. はじめに

　統合失調症では，急性期から回復した後も，さまざまなアフターケアが必要となる。アフターケアとは，再発を防ぎ，社会生活を維持し，その人の潜在的能力を可能な限り発揮するためになされる援助のすべてをさす。関わる機関，用いられる資源は医療，福祉両面で多岐にわたっているが，回復者本人の自助努力の意欲を高め，自立を促進する方向への援助が基本になる。ここでは，関係機関の援助を受けながら徐々に自立へ向かっていると考えられる架空の女性患者の例を取り上げてみたい。

2. 事例の概要

1）家族構成
　4人家族。父親は60歳，母親は56歳。20歳の妹がいる。

2）生育歴
　Aの発達歴に特記すべきことはない。几帳面でやや融通がきかない性格。成績は中程度。高校入学後次第に成績が低下した。高校3年の頃「いじめられる」と一時不登校になった。どうにか卒業し専門学校に入学したものの，約3カ月後「周囲の人とうまくやっていけない」と言って退学し，以後約10年近

く仕事もせず自宅に閉じこもりがちの生活となった。

3) 現病歴

X年10月，両親の強い勧めでアルバイトにでたところ，まもなく「会社の上司が後をつけてくる」「会社の人がテレビで自分のことを話している」「声が聞こえる」と訴えるようになり，家の隅でおびえた態度をとり，食事や睡眠が不規則になった。また次第に家の中で大声を出したり，母親に暴力をふるうようになった。母親は地元保健所で精神保健相談員から「精神科治療が必要と考えられるのでAを説得して，家族で協力して病院を受診させるのがよい」との助言を受けた。X+1年4月，両親は「自分は病気ではないから治療の意思もない」と拒むAを説得してB精神病院を受診させた。精神科医は，幻覚や妄想の他不眠などにも悩んでいることを指摘し，「これらは病気の症状であるので入院して治療することが必要である」と説明し医療保護入院とした。

3. 入院中の経過

1) Aに対する治療

Aは入院当初は幻覚妄想状態で，被毒妄想のために食事摂取，服薬を拒否した。また退院要求が頻回であった。入院後，抗精神病薬を服用し，入院2週間を過ぎてからは，幻覚妄想状態は改善したが，あせりの気持ちが強くなり「自分はもうよくなった。早く仕事につかないと皆との遅れが大きくなる」などと訴えた。入院4週間目に初めて1泊2日の外泊を行った。入院2カ月に入り，週2回の作業療法が開始された。作業療法でははじめは緊張していたが次第に集中力が改善し，他患との交流も見られるようになった。週末の外泊も特に問題なかったのでX+1年7月退院となった。

2) 家族に対する援助

担当のケースワーカーは，入院の際両親に精神保健法に基づく入院について説明した。その際母親はこれまでの家庭生活の苦労を涙ながらに述べた。A

に対して，母親は巻き込まれて当惑している面があり，父親は病気と性格の区別がつかず，「弱い」「わがまま」などと述べ批判的であった。父母の間で意見が異なり言い合いになる場面も見られた。ケースワーカーはAの治療に両親の協力が大切であることを強調した。

　主治医は両親にAを統合失調症と診断したことを告げ，Aの入院中他の入院患者家族と合同で行う家族教室（心理教育）に導入した。家族教室では，家族が体験を語り，医療者から統合失調症について説明し，特に家族の育て方が悪かったために発症したわけではないこと，再発を防ぐための服薬の重要性，退院後の家庭での療養のあり方，家族の接し方などについて話し合った。家族教室の中でAの母親は，「今後Aに対して少し距離を置き，できることは自分でさせるようにしたい」と述べた。父親は，「今までなまけと決めつけて怒ったりしたが，今後は医療者の教示に従って辛抱づよく見守りたい」と述べた。家族教室によって家族の治療に対する協力体制ができたと考えられた。

4．退院後（アフターケア）

1）外来通院，作業療法

　Aは主治医と話し合い，退院後は週1回通院し，診察後作業療法に参加することに同意した。Aは，ふだんはほとんど外出しなかったが，外来の日は朝早く起き入浴し，念入りに化粧しスーツを着て病院に来た。診察では，一流私大に今にでも合格しそうなことを言い，世界旅行に備えてフランス語を勉強し始めた，などと語ったりした。しかし家庭では何かにつけて母親を頼り，家と外とで態度，行動が異なる印象を受けた。経過中に時々「吐き気がひどい」「体がだるくて動けない」などと言って数日間寝たきりの状態になり，通院できなくなることもあった。そのようなときには，母親がなだめたり，励ましたり，怒ったりし，結局母子の関係が悪くなり，母親は「（Aが）いつまでも甘え気分が抜けない」と言い，Aは泣きながら「母はわかってくれない」とそれぞれ電話で主治医に窮状を訴え，アドバイスを求めてくることとなった。しかし，このような状態は1週間ほどで解消し，幻覚や妄想が再発することはな

かった。退院後は何かにつけて作業療法士を相談相手にしていた。作業療法士はAの作業ぶりについて，気分のむらがあるので持続できるようになることが課題と考えていた。大きな変化がなかったので，X＋2年1月から外来通院の他，公営のデイケアセンターにも通うことになった。

2）デイケアセンター

　デイケアは，週4日午前9時から午後3時30分まで行われた。内容は，運動・スポーツ，話し合い，料理，社会技能訓練，書道その他のクラブ活動，就労訓練，季節によりアルバイトや宿泊キャンプ，他の作業所などを含む社会見学，と多彩であった。デイケアセンターではスタッフの1名（保健師）がAの担当についた。開始時にA，両親，担当スタッフ，主治医が話し合い，デイケアの期間は1年間，目標は「簡単なアルバイトに続けて通えるようになること」とした。両親とAの関係が悪くならないように両親にもデイケアの主旨をよく説明し，必要経費等についても打ち合せた。Aは通所には意欲的であったが，最初の2カ月ほどは，デイケアに来ても家に置いてきた自分の持物があるかどうかを確認する電話を何度も母親にしたり，「隣家の主婦が自分にあてつけをしている」「デイケアの他の利用者が自分の悪口を言う」などと述べたりして精神的には不安定で，プログラムにも落ち着いて参加できない時期があった。主治医は主に薬物療法により，担当コメディカルは，主治医と連絡をとりながらAの毎日こまごまとした相談の聞き役として支持的に接し，母親には状態を説明して理解を求めるなど，母子の関係を調節する役割をとった。その結果，多少デイケアの出席は不規則になったものの在宅で切り抜けることができた。

　この時期を過ぎると，デイケアの利用者の中に親しい友人が何人かでき，時にはデイケアの帰りに喫茶店で話してくるようになった。しかし表面上は親しくしているようでも，担当コメディカルに「デイケアの他のメンバーと合わない」などと訴えることが時々あった。X＋2年6月には，他の利用者と共に集団でお中元の配送センターでアルバイトを行った。アルバイトの前に不眠を訴えたが一時的なものであった。1日4時間のアルバイトを2週間続けてやれた

ことでAはとても喜び、「今度は自分で簡単なアルバイトを探してみたい」と意欲を見せている。

5. まとめ

　統合失調症は慢性・再発性の疾患で、再発が重なると次第に欠陥ないし荒廃状態が強くなると言われている。Aの場合、退院後も「新しいことに弱い」「1つのことを長く続けることが苦手」「対人関係に傷つきやすい」「母親から離れて暮らせない」といった生活上の「弱さ」をもち、軽度で一過性ではあるがしばしば精神神経症状が出没している。再入院に至らなかったのは、通院服薬が中断しなかったことの他に、患者のさまざまな悩みごとの相談相手となり、家族や主治医との連絡調整に当たるコメディカルスタッフがいたからと言っても過言ではない。このケースでは、入院中は看護師やケースワーカー、外来では作業療法士、デイケアセンターでは保健師であったが、その他、臨床心理士、保健所の精神保健相談員や保健師、作業所の指導員、援護寮の管理者など、ケースバイケースでその役を担う職種は多岐にわたる。また、統合失調症のアフターケアにとって家族の協力が非常に大切であり、Aの症状や行動に対して巻き込まれたり、批判的になることがよくないということをAの両親が理解してくれたことも大きい。

　A自身が上述した「弱さ」を克服することは並大抵のことではないが、「自閉的生活から人々へ中へという方向」「家族（特に母親）との緊密な関係から自立する方向」「高望みから現実的な方向」などに向かって少しずつ状況が好転しつつあるところである。統合失調症患者のアフターケアは、本人、家族、関係者の誰にとっても時間と労力のいる大変な作業であるが、十分報われるものであることを強調しておきたい。

第2章
精神障害者の実情と支援の必要性

1. 精神の機能と精神疾患

　人間の精神機能は，意識，注意と知覚，知能，思考，感情，意思や意欲などの機能的要素から構成されている。これらの機能の異常が精神症状である。たとえば，幻覚は知覚の障害，妄想，支離滅裂，思考制止，観念奔逸などは思考の障害，うつや躁は感情（気分）の障害とされる。

　精神症状は，幻覚や妄想などのように本来の精神機能が変調した結果生じた陽性症状と，意欲低下などのように本来の精神症状の機能が低下（脱落）した結果生じた陰性症状に大別される。それぞれの精神症状は，逸脱行為ないし日常生活の遂行困難という形で表面化する。幻覚や妄想のある統合失調症患者は，しばしば「非常識と言われるかもしれないが，自分は間違っていない」などと主張し，自分の病的体験を正しく認識することができない。また，合理的な反証があっても訂正できない。これが「病識欠如」と言われる事態であり，精神障害者の援助を考える際に大きな問題となる。

　精神機能が病的状態に陥るとき，むしろ複数の要素的機能が同時に多かれ少なかれ障害されるのが通常である。その障害のパターン，すなわち特定の精神症状の組み合わせに対し，原因などを勘案して，診断名が決定される。たとえば，幻覚や妄想などの陽性症状および思考障害や意欲の障害などの陰性症状があり，その原因が覚せい剤などの精神作用性の薬物などの影響や脳腫瘍などの器質性の障害によるものではない場合に，統合失調症と診断される。

表1　ICD-10 による精神疾患の上位分類

F0	症状性を含む器質性精神障害
F1	精神作用物質使用による精神および行動の障害
F2	統合失調症，統合失調型障害および妄想性障害
F3	気分（感情）障害
F4	神経症性障害，ストレス関連障害および身体表現性障害
F5	生理的障害および身体的要因に関連した行動症候群
F6	成人のパーソナリティおよび行動の障害
F7	知的障害
F8	心理的発達の障害
F90-98	小児期および青年期に通常発症する行動および情緒の障害
F99	特定不能の精神障害

（融道男監訳：ICD-10 精神および行動の障害, 新訂版. 医学書院, 2005 より作成）

　主な精神疾患の分類を表1に示す。現在もっとも数が多いのは認知症であるが，精神科受診者についてみると，統合失調症や気分障害などの比重が大きい。これらの疾患の病因は脳機能の後天的な失調と考えられ，一般に向精神薬が効奏する。統合失調症は，かつて，精神が荒廃する進行性の病気と考えられた時代もあったが，今日では，再発性であり，慢性の経過をたどることが特徴と考えられている。その予後は，治療の良否や再発の有無によって，独立した社会生活を営んでいる者から長期間の入院を余儀なくされている者まで，同じ統合失調症の患者でも多岐にわたる。こうした点が，一般に進行性の経過をたどる認知症や原則として改善しない知的障害との大きな相違点である。

2. 精神科医療の歴史と課題

　精神医学の歴史は古くて新しい。精神障害者の存在はギリシャ，ローマの時代から知られていたが，近代的な精神医学が勃興したのは 18 世紀後半のヨーロッパであった。統合失調症の概念が提唱されたのは 20 世紀初頭のことであり，現在も使用されているクロルプロマジンなど抗精神病作用のある薬物が一般的に使用され始めてから，たかだか半世紀しか経っていない。病因の解明が本格的に行われるようになったのは，コンピューターによる画像診断技術や分

子遺伝学などの成果を利用できるようになった，ごく最近のことと言っても過言ではない。

　この間，精神障害者はさまざまな誤解や偏見の対象となってきた。ベルギーのゲールや日本の岩倉村のような少数の例外を除いて，精神障害者は，病者として扱われず「何をするか分からない人」として取り締まりの対象となった。日本では，1900年に精神病者監護法が制定され，精神障害者は私宅監置された。この法律は，家族に精神障害者の監護義務を負わせ，警察にこれを監督させるという社会防衛的な色彩が強いものであった。東大教授であった呉秀三が私宅監置の状況を調査し，「日本に生まれた精神障害者は二重の不幸を負っている」と断じて，精神科病院の設置を訴えたことはよく知られている。戦後，精神衛生法（1950）が制定され，精神障害者の入院治療が進められた。欧米では精神科病床の削減が進められ，地域ケアへの転換が模索されていた1960年代から70年代にかけて，日本では特に私立の精神科病床が急速に増加した。地域でのケアはもっぱら保護者ら家族にゆだねられ，自宅にいられなくなった精神障害者は長期入院を余儀なくされた。また，そのような状況下で，精神科病院内での不祥事件が相次いで発生した。特に，栃木県のU病院における患者処遇の問題が海外からも強い非難を浴びたことを機に，1987年に精神衛生法が改正され，社会復帰の促進と入院治療における人権尊重を掲げる精神保健法が誕生した。その後，今日に至るまで，5回の法改正をはじめとして，精神医療の改革へ向けたさまざまな努力が続けられているが，日本の精神科医療が抱える，1）精神科病床数が多い，2）平均在院日数が長く在院患者が高齢化している，3）特例により医療スタッフが少ない，4）閉鎖処遇が多い，5）医療機関が偏在し，地域格差がある，などの課題はいまだ十分に解消されていない。

3. 新しい精神科医療と新しい精神障害者像

　世界的視野で見ると，1970年代後半に至り，統合失調症の病因を極端な心因説で説明する見方も，また逆に純粋な脳病と見て当時用いられていた抗精神病薬で十分な治療が行われるという楽観論も淘汰され，統合失調症などの機能

性精神疾患は，遺伝や発達歴等に由来する脳の脆弱性を持つ人が，心理社会的ストレスを受けた結果，発病（再発）するという認識（脆弱性－ストレスモデル）が広く受け入れられるようになった。このモデルに基づき，1）服薬による再発防止，2）ストレスに対処するための社会技能訓練，3）家族環境に由来するストレスを軽減するための家族心理教育，などからなる折衷的治療法が提唱され，その有効性が実証された。また，精神障害者の回復力を信じ，現場での経験を通して生活や就労の力を付けていくべきという心理社会的リハビリテーションの考え方が浸透した。重症の精神障害者に対しては，医師を含むチームが集中的，包括的にケアマネジメントを行うACT（Assertive Community Treatment）も実施されるようになった。

　日本でも，1990年代以降，精神障害者の社会復帰促進を図って，欧米の新しい精神科治療法が相次いで導入された。そして新しい疾病理解や治療状況に見合った呼称とすべきとの考え方から，日本精神神経学会は，2002年に「精神分裂病」を統合失調症と呼称変更した。統合失調症という言葉には，この病気が「特別の病気ではなく，一時的に精神機能が失調している状態であるので，最新の治療により十分回復する」という意味が込められている。

　また，一方で，長年「病気を持つ人」として規定されてきた精神障害者の概念の見直しが行われた。すなわち，1993年に成立した障害者基本法において，精神障害者も「障害を持つ人」として，福祉的なサービスの対象となりうることが規定された。これまで，精神疾患に罹患した結果，表2に示したような，対人関係，生活能力，就労や学習などの作業面にさまざまな困難が現れ，その結果，精神障害者が社会生活を営む上で支援を必要としていることは知られていたが，この法律により，「精神疾患があるため長期にわたり日常生活または社会生活に相当な制限を受ける状態にある者」については，知的障害者や身体障害者と同様の障害を持つ福祉的サービスの対象であることが公的に認められたのである。その結果を受けて，1995年の精神保健法の改正以降，この法律は精神保健福祉法と呼称されるようになり，遅ればせながら精神障害者のための福祉的サービスが整備されてきた。2002年12月に公表された社会保障審議会障害者部会精神分会報告書には，受け皿が整えば退院できる精神障害者が7

表2　統合失調症患者の日常生活に見られる困難

(1) 認知の仕方について：一度に多くの課題に直面すると混乱する，受け身的で注意や関心の幅が狭い，全体の把握が苦手で自分で段取りが付けられない，あいまいな状況が苦手，場にふさわしい態度をとれない，融通が利かず杓子定規，状況の変化にもろい，冗談が通じにくい，常に緊張している
(2) 作業の仕方について：長い時間作業を続けられない，疲れやすく，回復に時間がかかる，作業に慣れるまでに時間がかかる，判断を要する作業が苦手，作業のスピードが遅い，作業が不正確，同じミスを繰り返す
(3) 対人関係の取り方について：挨拶ができない，言いたいことが言えない，周囲の言いなりになる，急に思いがけない反応をすることがある，秘密を持てない
(4) その他生活を送る上での支障：身繕い，身辺整理，買い物，掃除などの家事がおろそかになりがち，振込など社会的な手段の利用ができない，財産管理，金銭管理ができない

（昼田源四郎：分裂病者の行動特性．金剛出版，1989などより作成）

万2千人いることが初めて明記され，さらに，2006年4月から段階的に施行された障害者自立支援法により，精神障害者は知的障害者や身体障害者と同列に福祉的サービス提供を受けることになった。このように，精神障害者は医療のみでは不十分な場合，「障害者」として福祉的サービスを受けることで，地域で生活できるようになることを期待されるようになった。

4. 精神障害の特徴

　前節の説明から分かるように，統合失調症やうつ病は，一方では「治りうる病気」とされ，他方では「長期にわたる福祉的支援の対象」と規定されている。こうした精神障害者の予後の多様さに加え，以下に列挙する特徴などのために，専門知識を持たない人が精神障害を理解することは，決して容易ではない。
　精神障害の人にしばしば見られる行動上の特徴として，以下のようなことが挙げられる。
1）運動器の完全麻痺や全盲などの障害とは異なって，ほとんどの場合精神活動を構成する諸要素の機能が廃絶してしまうというわけではない。すなわち，簡単な課題はできるが難しい課題はできない，人より少し作業のスピードが遅い，同じことをしても少し間違いが多い，などの現象が認められる。逆に

言うと，普通にできることも少なくないということであり，さらには，音など外界の変化に対して一般人よりずっと敏感になる（機能が高い）ことが問題である場合すらある。

2）精神活動の程度が変動する。症状が重いときには作業などができず，症状が軽減すれば，ある程度できるように回復する。症状の変動は短期間にも認められる。たとえば，うつ病の患者では，毎日朝は布団からでられないが，夕方になると家事ができるようになるといった日内の変動が認められる。概して，疲れ易く，作業の持続力は低下するが，疲労時や緊張時に，一過性に幻覚や妄想が表れることも珍しくない。困難に直面して混乱が生じた場合など，実際は「病気がさせている」言動と見るべきであろうが，周囲の者は往々にして「妄想に逃げている」などと本人の随意的な行動であると見なすことがある。

3）刺激に対する反応が両極端である。上記とも関連するが，楽しみにしている映画に行くときは，朝早く起き出し，そわそわと落ち着かないなど過剰に反応するが，行くことに負担を感じている作業所に行く日は，強く起こされても起きられない場合がある。こうした状況を見て，周囲の人は，往々にして病気のためではなく「怠け」であると見なしかねない。

4）できるかも知れない行動も回避しがちになる。失敗や他人からの叱責に対して敏感で，こうしたことを避けようとする傾向が多かれ少なかれ存在する。回復し，就労したのも束の間，退職してしまう人がいる。このような人の中に「もう一生働けない」と弱気になり，再チャレンジを諦める人が少なくない。家以外に長期間にわたって日中活動の場をもたない「ひきこもり」の人や，社会的入院患者と言われる人の場合，新しいことに直面する不安からこれを回避し，結果として自宅や病院に安住してしまったという側面が多少なりともあることは否定できない。

5．精神障害をめぐる支援の考え方

上述したような点から，周囲の者は，本人ができずにいる様子を見て，たと

えば，「彼はやる気を出せばやれるのに○○をしない」（要するに「甘え」「怠け」「わがまま」），「彼はこちらから頼まなくても○○してくれることもあるのに，嫌といったら絶対やろうとしない」（要するに「気まぐれ」），などという気持ちを抱きやすい。こうした認識から精神障害者に無理強いしたり，その言動を非難がましく責めたりしていると，精神症状が悪化（再発）する可能性が高まる。多くの統合失調症患者などが再発のために，症状が遷延している現状を考えると，逆説的であるが，精神障害者に対しては「よくする」のではなく「悪くしない」という方針でじっくり臨む方が，よい結果が得られる場合が少なくない，というのが筆者の認識である。すなわち，「今，ここ」で現に示されている行動以外の「より望ましい行動」がとれるはずなのにしていないと考えるのではなく，実際は「今，ここ」における行動こそが病気に罹患した後の「本来の」能力を反映しているという認識に立つことが必要である。

　その一方で，精神障害者は上述したように決して何もできない人ではない。できることもしないでいると，当座のストレスは低く抑えられるかもしれないが，経験と成長の機会を逸することになるし，また悪い生活習慣が身に付いたり，変化に対する耐性がますます低下したりすることにもなる。地域で暮らす精神障害者が増えるにつれて，糖尿病などの生活習慣病や昼夜逆転の生活態度などの問題が増加したり，また，親に庇護のもとに家に閉じこもっていた人が「親亡き後」に病状が悪化して精神科病院に長期入院を余儀なくされたりする事態が懸念される。統合失調症では，家族が過度に巻き込まれて過保護に接しているとかえって再発率が高まるという研究結果もでている。

　したがって，精神障害者の支援は，まず，できることを確実に行うようにするにはどうしたらいかを一緒に考えることから出発すべきである。「できることは自分で行い，できないことは人に頼める」というごく当たり前のことができるようになることが精神障害者の課題であり，また支援のゴールともなる。支援者は，本人ができないと不安を訴えていることを強いてやらせるのではなく，またやらないままに放置させるのでもなく，部分的に援助するなどして，1つひとつ課題を解消していくような援助をすべきである。これは，昨今言われるエンパワーメントの考え方である。

そうは言っても，精神症状が一時的に悪化した場合は，本人に代わって判断しなければならないことが生じる。特に精神科医療の必要性についての判断を本人以外の者が行うべき機会は，決して少なくない。現状では，主に家族の保護者が医療保護入院の際の同意という形でこれを担っている。その他の行為についても，精神障害者の能力の変動に応じて，補充という形で適宜補えるような支援の仕組みが必要となる。

6. 精神障害者と成年後見

精神障害者への支援の1つとして，成年後見制度を必要としている人がいる。例として，筆者の周囲で成年後見制度を利用している人の事例を挙げてみる（病状は一部改変してある）。

事例Aさんは，統合失調症で長期間入院を余儀なくされてきた。主治医に対しては，前医に対する憤りを強い言葉で吐露することがあるが，看護師や他の入院患者とはほとんど交流がない。今でも，看護師が見ていないと抗精神病薬をはき出してしまう。自床周囲は乱雑で，自発的に更衣や入浴をせず，不潔になりやすい。おやつをはじめ日用品一切を自ら注文することはない。ただし腕時計だけは例外で，3つを同時に左右の腕にはめてしばしば時間を見比べており，どれかが止まると代わりを購入したいと希望がある。母親の死後，姉が成年後見を申し立て，後見類型の利用が始まったが，病院への入金状況を確認して，その額が4万円より少ないと不穏になることがある。

長期入院者の中には，Aさんと同様重い症状が継続している人が少なくないが，目下のところ，成年後見制度を利用している人はむしろ例外的である。Aさんのような人の場合，まずは，日常的な金銭管理を行う力を付けるように指導すべきであるが，もし，家族が本人の財産を適切に管理できなかったり，障害年金などを詐取したりしていることが明らかになった場合には，精神科ケースワーカーなどが成年後見制度の利用も視野において人権擁護を図るべきで

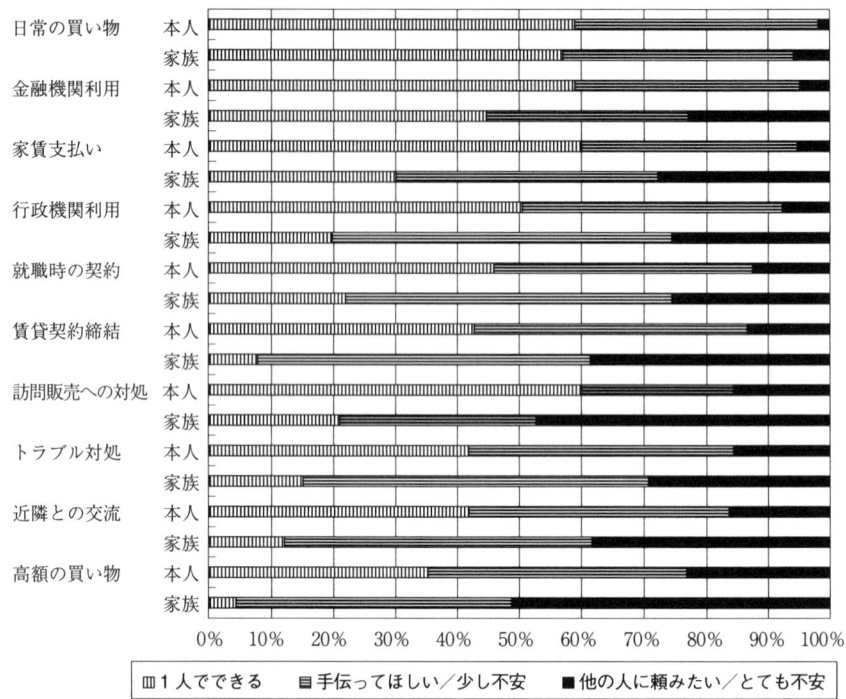

図1　精神障害者と家族の日常生活に関する認識（文献1より作成）

ある。

　一方，地域で生活している精神障害者の中には，「日常生活の買物も1人ではできない」という人はさすがにごく少数である。（池原らの調査，図1）。しかし，その他財産の管理や契約に関することなど，日常生活に必要な多くのことを1人で行えないと不安を感じている精神障害者は決して少なくない。また，精神障害者の家族会会員にも同じ調査を行ったところ，家族は，精神障害者本人の回答よりさらに支援の必要性が高いと見ていることが分かった。

　いずれにしても，「1人でできるか不安」や「1人ではできない」という項目が多い人は，成年後見類型の補助か保佐に相当する精神の障害の常況にある可能性がある。残存能力の活用という成年後見制度の立法趣旨に照らすと，このような人々の中から補助類型の利用を希望する人が出てくるのが望ましいと考

えられるが，このような人は多くの場合，家族らから適宜支援を受けており，成年後見制度を利用するまでに至らないのが現状である．悪徳商法の被害なども増えている中，まずは，本人の生活の異変を早く見つけられるように，精神保健福祉の関係者により見守りや支援のネットワークを充実させることが急務である．本人の生活をよく知る支援者が，可能な範囲で事実上の支援をしながら，本人の立場に立ち，信頼を得ながら，必要に応じて成年後見制度や地域福祉権利擁護制度などの制度利用について情報提供していくことになろう．

最後に，精神保健福祉法の保護者の制度について一言する．保護者制度は，家族に負担を強い，社会的入院患者を生み出す背景因の1つともなっていると考えられるので，保護者制度が存続するのであれば，精神保健福祉士等の団体が保護者に就任できるように制度改正を行うことが望ましい．そうした制度改正を実現させるためには，こうした団体が積極的に精神障害者の法人後見人を受任し，経験を積んでいく必要があると考える．

文　献

1) 池原毅和：厚生科学研究費補助「成年後見制度における精神障害者のための後見人の人材と活動のあり方に関する研究」研究報告書．2000．
2) 白石弘巳：精神障害とは何か．（矢沢サイエンスオフィス編）脳の病気のすべてが分かる本，学研，東京，pp.222-245, 2004．
3) 白石弘巳：家族のための統合失調症入門．河出書房新社，東京，2005．

第3章
統合失調症の回復に影響を与える心理社会的要因(1)
―― Zubinらの脆弱性-ストレスモデルとライフイベント研究

1. はじめに

　Zubinらの脆弱性-ストレスモデルは，統合失調症に特異的な脆弱性因子が存在することと，統合失調症の発症や再発には心理社会的要因が影響を与えることを仮定し，脆弱性因子の強さと心的ストレスの大きさの相互的な関連性により臨床経過が規定されると考える。

　ここでいう脆弱性因子とは，遺伝負因，脳内の生化学的ないし神経生理学的変化，あるいは病前性格等を指し，心理社会的要因としては，急性の心的ストレスである日常生活の出来事（ライフイベント）や，慢性的なストレスとなる家族らとの継続的かつ緊張をはらんだ対人関係等が含まれる。

　これまでの研究で，統合失調症の発病や再発の前にライフイベントが集積して出現しやすいこと，家族の患者に対する感情のあり方（感情表出）が再発と関連すること，等の知見が得られている。その一方，「統合失調症を作る母親」等のいわゆる家族因説が否定されたあと，発症前の家庭内環境については，倫理的問題や方法論上の困難のために関心が向けられない状況が続いている。

　統合失調症に影響を与える心理社会的要因について解明することは，臨床的な要請であり，さらには，統合失調症患者を見る視点にも関係する重要な課題である。

　本稿では，統合失調症の脆弱性に影響を与える心理社会要因について，まず最近の特に日本における研究の概況を述べ，次いで，発症時と再発時に分けて，

成因に関する知見と筆者の考えを示してみたい。

2. 統合失調症と心理社会的因子の関連

1）最近の考え方

　精神医学における心理社会的要因とは，精神疾患の発症または悪化に役割を果たし，症状を修飾する可能性をもつ日常生活の出来事や対人的環境の総体である。より具体的には，DSM 診断の第4軸の心理社会的および環境的問題に評定される諸事象が相当する。

　今日，精神疾患の治療にあたり，心理社会的要因を重視することは，自明のこととなっている。精神疾患，特に本稿での主題である統合失調症の成因についても同様である。たとえば，統合失調症に関するあるアンケート[21]に対する精神科主任教授の回答を見ると，その成因が遺伝ないし発達過程に由来する脳の障害という生物学的見解と並んで，生物学的側面に対して心理社会的ないし環境的側面が何らかの影響を与えるとする回答が少なからず認められ，このような認識が近年さらに強まっている印象を受ける[22]。

　統合失調症に対する心理社会的要因の影響を示す具体例として Norman ら[15]は，以下の4点を挙げた。

(a) ストレスが統合失調症の精神症状に影響を与えるという印象はほとんどの臨床家が抱いており，生物学的アプローチをとる研究者も同意している。

(b) 精神疾患以外の多くの疾患の臨床経過にも，心理社会的要因が影響を与えることが明らかになった。

(c) 家族の感情表出（Expressed Emotion，以下 EE）のありようが統合失調症の再発を予測することが知られてきた。

(d) 心理社会的要因に配慮した統合的アプローチの有効性が報告されるようになった。

　以上のような知見を総合し，統合失調症に対する認識の枠組みを提供しているのが，脆弱性－ストレスモデルであると言える。

統合失調症の成因に関する心理社会的要因としては，急性のストレス要因として，非日常的あるいは特別の出来事としてのライフイベント，慢性のストレス要因として主として家族内の人間関係が問題にされている。こうした視点は，かつて心因論において井村[9]が唱えた，発病直前の状況としての凝集因子と，生活史上の体験の歪みや家族，社会文化との接点の問題として捉えられる準備因子という視点と共通であるが，脆弱性－ストレスモデルでは，心理社会的要因を脆弱性の修飾因子と捉えるところが異なっている。

2）最近の研究状況

　脆弱性－ストレスモデルに基づく統合失調症の心理社会的要因研究は，今日，発症時と再発時で対照的な経過をたどっている。

　統合失調症発症時の心理社会的要因の関与を主題とする研究は，医学中央雑誌に掲載された統合失調症の成因に関する論文や学会発表を最近数年間にわたって検索しても皆無に近く，発病時の研究はもっぱら遺伝や脳内神経伝達の機構を含む生物学的側面に向けられている。

　Kraepelin がかつて考えたように，統合失調症が内因性，すなわち「認めうるような外的きっかけなしに内的な原因から生じる」[13]ものであれば発症に際して社会心理的要因を問題にする意味はない。しかし，少なからぬ研究者が発症時の心理社会的要因を想定しているにもかかわらず，新たな報告に乏しいのが今日の状況である。

　日本における大規模なライフイベント研究としては，長崎大学が WHO 共同研究の一環として行った研究[2,17]が例外的にあるくらいである。また，家族の人間関係と発症を結びつける研究は 1980 年代以降ほとんど途絶えてしまった。これは，発病と心理社会的要因が解明され尽くしたためではなく，むしろこの分野の研究が棚上げされた格好になっているためであると考える。

　一方，再発時の心理社会的要因については，EE の研究をはじめとして非常に関心が高い。

　統合失調症の再発問題は古くて新しい問題であるが，最近では，再発は脆弱性－ストレスモデルの視点から論じられる傾向が明らかである。たとえば，脆

弱性-ストレスモデル以前のある再発研究[11]では，再発との関係で調査された要因は，患者の病型，初発年齢，再発回数，入院期間，退院時の寛解程度，服薬状況，および患者の婚姻状況であって，ほとんどが患者の病状に直接関係するものであった。これに対し，再入院を再発と定義し，5年間精神病院へ入院した統合失調症患者133人中の再発者の人数を調べた最近の緒方らの報告[16]では，その再発契機を，断薬・怠薬・減薬によるもの（18.1％），ライフイベントによるもの（48％），断薬・怠薬・減薬にライフイベントが重畳したもの（9.9％），契機が不明なもの（24.0％）という4群に分類している。このような，再発の要因を患者の内部にではなく，ライフイベントやEEなど心理社会的な要因と服薬状況に求めるのが脆弱性-ストレスモデルの視点であり，このような立場からの再発研究が今日の主流と言ってよい。

　こうした経緯を踏まえ，本稿では，統合失調症の成因におよぼす心理社会的要因について，発症と再発に分け，それぞれ急性と慢性，すなわちライフイベントと家族内の人間関係に焦点を当てて，これまでの知見と今後の方略について述べることとしたい。

3. 統合失調症の発症と心理社会的要因

1）発症とライフイベント研究

　一見矛盾するようであるが，発症研究が不活発な理由の一端は脆弱性-ストレスモデルの考え方に内在している。

　脆弱性-ストレスモデルは，統合失調症を脳の病気と規定し，心理社会的要因を生物学的側面の修飾因子として位置づけた。これは統合失調症が脳病か，対人関係のあり方の一種か，といった二者択一的な1970年代までの議論を統合した点で画期的であった。この考えが優勢になるにつれて，極端な内因論も心因論も背景に退いていった。Zubinらの脆弱性-ストレスモデル[22]や，Engelの生物心理社会モデル（biopsychosocial model）の提唱[3]と，統合失調症家族因説としての二重拘束説（double bind theory）の「死」が確認されたとされる「Beyond the Double Bind Conference」が開催されたのが，いずれ

も1977年であったこと[4]は偶然とはいえ象徴的である。

　脆弱性－ストレスモデルの登場により，発病時の社会心理的要因を特別に問題にする意義が小さくなった理由は2つある。

　まず第1は，このモデルでは，個体の脆弱性の高低に個人差があることを仮定し，契機となったストレスの強さで脆弱性を推定するので，心理社会的事象に対する体験の個別的意味を問う人間学的視点が薄れてしまう。すなわち，発病前の心理社会的事象は，脆弱性の高さ，ひいては今後の再発しやすさ（予後）を反映する擬似的な量的概念として問題にされるに過ぎなくなった。

　また理由の第2として，このモデルでは，統合失調症の発症を進行的過程としてでなく，エピソードの1つと見る立場をとるので，特に発病と再発を区別して研究を行う理論的根拠が薄弱になったことが挙げられる。

　しかし，これらは妥当なことであろうか。

　まず，第1の点については，脆弱性自体の存在は否定できないとしても，本来それはそれ自体として，すなわち認知や情報処理の障害等として客観的に捉えられるべきものであって，心理社会的事象の強度で代用するべきではない。

　さらに，より本質的なこととして，物差しとして，Selyeのストレス学説にも用いられる汎用的なストレス尺度が用いられているように見えるが，統合失調症の脆弱性が特異的であるならば，その脆弱性を刺激するストレスにも特異性を想定するのが論理的な要請である。すでに，古くKretschmerが統合失調症患者は「驚愕，飢餓，生命不安，疼痛などの生命的脅威には敏感でないが，父親への両価的な葛藤，色情的情動，宗教的体験には過敏」[9]と述べていたように，精神科医はこうした特異的ストレスの存在を経験的に知っている。ストレスという言葉が多義的に用いられることを踏まえ，統合失調症の発症に影響を与えるストレスとは何か，改めて整理する必要があろう。

　また，ライフイベント間の連関という視点について指摘しておきたい。WHO国際共同研究では，発病前2ないし3週間にライフイベントが統計的に有意に多く，かたまって出現していることが確認された[2,17]。このことを自験例を挙げて検討してみる。

〈症例〉
　24歳，女性。高校卒業後，事務職として6年間会社に勤めてきた。交際していた会社外の男性に失恋し大きな心理的痛手を受け，会社を辞め，自分を鍛え直す目的で，約1カ月後，1週間合宿で開催される自己啓発セミナーに参加した。セミナーでは他の参加者の前で，自分のこれまでのあり方を徹底的に自己批判するように促された。セミナー終了前後から不眠を訴え，やがて別れた男性に関する幻覚妄想状態が出現した。

　この症例は，短期間に少なくとも失恋，退職，セミナー参加，という3つのライフイベントを経験した。この数は，WHO研究の結果に匹敵する。しかし，数もさることながら，自ら発病を呼び込んだとさえ考えられるこれらイベントの連関のあり方に，統合失調症の発症時らしい特徴を感じるのは結果論であろうか。
　こうしたことを考えると，発症時の成因研究としてのライフイベント研究が蘇るのは，上述したようなストレスの質ないし特異性や個人的な体験の連鎖の特徴も含む，病前の状況の類型化に成功したときではないかと思われてくる。
　また，第2の問題として挙げた，発病と再発を区別しないことについては，「分裂病の中核をエピソード性とみなす見解は根拠に乏しく恣意的」[13]である。この議論は，本稿の範囲を超えるので，別の機会に譲りたい。

2）発症と家族研究

　西園のまとめ[14]に従えば，統合失調症の家族研究の歴史は表1に示すような5段階からなる。中でも，Fromm-Reichmannの「統合失調症を生み出す母親（schizophrenogenic mother）」概念は，アメリカを中心に行われた1950年から70年代までの統合失調症の家族研究の流れに大きな影響を与えた[4]。同じく一世を風靡したBatesonらの二重拘束説は，その後追試で統合失調症に対する特異性が否定されたにもかかわらず，70年代まで生き続け，日本でも家族の問題が病気の原因である理論的根拠として使われた。
　「統合失調症を生み出す母親」概念の誕生から終焉までを辿ったHartwell[4]

表1 統合失調症の家族研究の歴史

第1段階	家族の形態，出生順位についての研究
1939	Pollack, H.M. 欠損家庭
第2段階	母親のパーソナリティについての研究
1943	Levy, D. 母親の病理性
1948	Fromm-Reichmann, F. 統合失調症を生み出す母親
第3段階	父親のパーソナリティについての研究
1950	Reichard, S. 統合失調症を生み出す父親
第4段階	父母のパーソナリティと両親の関係についての研究
1956	Bateson, G. 二重拘束理論
1957	Lidz, T. 夫婦の歪みと分裂
第5段階	家族全体の機能に関する研究
1958	Wynne, L.C. 偽相互性
1958	Ackerman, N.N. 全体としての家族
1960	Bowen, M. 三世代説，情緒的離婚
1965	Boszormenyi-Nagy 家族の自己愛的な結びつき

（文献14より転載）

は，この理論に対して，統合失調症が脳の障害であるという認識が一般化するまでの間に，時の社会文化的，時には政治的な影響を強く受けて盛衰したイデオロギーである，という歴史的評価を下している。ここにいうイデオロギーとは，この概念が女性の社会進出に不安を覚える男性優位の伝統的社会の世論や反精神医学を標榜するLaingらの社会批判の道具になったということばかりではない。むしろ，「当時一般的に行われていた電気ショック療法等に比較して人道的な」[4]治療法である精神分析を，Freudの禁に反しても統合失調症に適用しようとしたFromm-Reichmannや彼女に同調する精神科医らの姿勢の中にこそあることも銘記すべきである。

統合失調症の家族研究の成果には見るべきものも少なくないが，少なくとも，今日家族研究の焦点が，発症前の状況研究から再発予防へと移ったことは，1970年代までの家族病因論の挫折と無関係ではない。発症に関する家族の要因は，いわゆるhigh risk groupにおける発症予防の問題等として現実的な問題であるとしても，「統合失調症を生み出す母親」概念後の我々は，十分な倫理面の検討と方法論上の新たな発見なくしては，この問題に改めて取り組み難い状況と言える。

表2　男女別のライフイベント

ライフイベント	男性		女性		合計	
家庭内因子	16人	(26.2%)	12人	(57.1%)	28人	(34.1%)
職場内因子	15	(24.6%)	5	(23.8%)	20	(24.4%)
身体疾患	9	(14.8%)	1	(4.8%)	10	(12.2%)
異性因子	3	(4.9%)	2	(9.5%)	5	(6.1%)
転居	4	(6.6%)	0	(0.0%)	4	(4.9%)
近隣・学校・施設	2	(3.2%)	1	(4.8%)	3	(3.7%)
旅行	1	(1.7%)	0	(0.0%)	1	(1.2%)
その他	11	(18.0%)	0	(0.0%)	11	(13.4%)
合計	61人	(100%)	21人	(100%)	82人	(100%)

(文献16より転載)

4. 統合失調症の再発と心理社会的要因

1) 再発とライフイベント研究

　まず,再発の要因としてのライフイベントを具体的に見ておく。表2は,緒方ら[16]が観察した再発契機としてのライフイベントである。家庭内因子 (34.1%),職場内因子 (24.4%) をはじめとして,実にさまざまなものが挙げられている。ここでは,男女間でライフイベントに統計的有意差は認められなかった。ちなみに,太田ら[17]は発症時には,男性が仕事・教育上の出来事が有意に多い傾向があり,女性は,結婚・恋愛が有意に多かったという。また,緒方らは25年前の調査結果と比較し,女性に関して職場内因子が増加している傾向が認められた以外,全体として再発に関わるライフイベントに年代的な差は認められなかったという。

　Norman[15]らは,統合失調症に及ぼす心理社会的影響を主題とする実証的研究22編を,テーマに従って,統合失調症と他の精神疾患を比較した研究,統合失調症患者と一般健常者を比較した研究,統合失調症患者においてその症状の重篤度とライフイベントストレッサーの強さの関係を調べた研究,の3つの群に分類して概観した(ただし,この概観には再発時だけでなく,一部発症時についての調査も含まれている)。その結果,Normanらは,統合失調症の症

状がライフイベントストレスの影響を受けること，そのストレスの高さは一般健常者や他の精神疾患と比較して高いとは言えないこと，等が確認されたとした。また，彼らは，この結果は，統合失調症ではストレスが特別強くなくとも脆弱性ゆえに症状に影響がでる，という脆弱性－ストレスモデルの仮説に矛盾しないものであると述べている。

これまでの統合失調症のライフイベント研究の多くが，脆弱性－ストレスモデルを確認した点に意義があることは確かとしても，こうした結果はある程度予想されたことである。むしろ，この研究を今後どう展開させるかが問題である。ライフイベント研究の成果が，統合失調症患者が日常生活のさまざまな出来事に際して一般健常者と同じか，わずかに高いストレスで症状増悪をきたすという知見に留まるとしたら，臨床家は患者にできるだけ息を潜めて生きるか，判で押したように同じ生活パターンを繰り返すように勧めるしか道がなくなるのではないかと思えるからである。

この点に関して，筆者は，「同じストレッサーが状況によっては，再発を促進することもあれば，個体の成熟因として働く場合がある」という太田ら[17]の言葉に耳を傾ける必要があると考える。筆者は，最近統合失調症を含む精神障害者とアメリカを旅行し，太田らの指摘の正しいことを実感した[18]。成熟因として働くストレス，すなわち「よいストレス」によって患者がより本来の回復に近づく可能性，換言すれば脆弱性自体が変化する可能性はまだ否定されていない。こうした視点に立てば，ライフイベント自体の有無だけでなく，それが「よいストレス」となったり，「悪いストレス」となる条件ないし状況の検討こそ重要ということになる。

もし，このような仮説が誤りでなければ，ストレスが高いとされるライフイベントから患者を排除する方向の指導ではなく，むしろどのようにしたら同じライフイベントを「よいストレス」に変えられるかといった，積極的にノーマライゼーションを志向する援助技法の開発に道を開く可能性もあるだろう。

2）再発と EE 研究

EE とは，家族が面接者に対して語る患者に対する感情である。EE 研究は，

Brown らによって創始されたものであるが，発展をみたのは Leff と Vaughn ら が Camberwell Family Interview を開発してからのことである[10]。統合失調症患者の同居家族にこの面接を行い，その内容を分析して，経験的に再発と関連すると考えられた，批判的コメント，敵意，情緒的巻き込まれすぎ，暖かみ，肯定的言辞，の5つの感情を測定する。Vaughn らは，統合失調症患者の家族の1人が高 EE と判定された場合，退院9カ月後までの再発率が低 EE の場合に比べて有意に高くなること，しかし対面時間を減じたり，抗精神病薬を服用することで再発率を低下させることができること等を示した[10]。この方法は日本を含む世界各地で追試され，概ね同様の結果が確認されるに至っている。日本で EE 研究を追試した伊藤らによれば，退院9カ月後の再発率が高 EE 家族 45.7％，低 EE 家族 8.1％で有意差（危険率 0.1％）が認められた[7]。

　EE は，家族が面接者に対して語った感情であるが，実際の家族と患者の交流のあり方と EE の高低を対比した研究[12]もあり，家族の感情が患者に直接表出されて再発に影響を与えていることは確実と言える。EE は，統合失調症の症状や問題行動の原因に関する家族の認識，家族の対処行動の巧拙，家族を取り巻く社会的環境／文化の影響を受ける現象であると考えられるが[7]，その本態については現在研究が進められている段階である。EE 研究は，当初から再発予防研究の一部であり，伊藤らは得られた知見を踏まえ，日本の実状に合う家族支援プログラムの開発に精力的に取り組んでいる[8]。

　EE は統合失調症の心理社会的要因の中の数少ない確実な指標の1つと言ってよく，今後の方向性について多くを付け加える必要を感じない。ここでは，本来 EE が家族内の慢性的な対人接触に由来するストレスを反映する概念であり，このような状況が生じる精神病院の病棟，社会復帰施設，職場等において同じような現象が成立する可能性を考えてみることの意義について述べておきたい。

　この点に関して，外来処方が多剤や大量の場合にはかえってコンプライアンスが低下し，治療中断を招くという津村らの調査結果[19]は示唆的である。本来防御因子であるはずの薬の多いことが，逆に治療中断ひいては再発と関係するという一種の逆説は，家族のもとに戻った患者の方が単身者や寮に退院した患

者より再発率が高いという，EE 研究の元になった一見逆説的な知見を連想させるからである。Brown[1]がこの知見から患者に対する家族の接し方の問題に辿り着いたように，津村らの知見から医師患者関係を反映する EE のような指標が考案される可能性はないであろうか？ もし，このようなことが実現すれば，現在家族に比重が置かれ過ぎている感のある統合失調症の慢性的対人関係のストレス研究が，より一般的な視野のもとに見なおされることになるだろうと考える。

5. おわりに

　脆弱性－ストレスモデルにおける心理社会的要因を，発病時と再発時に分けて概観し，成因研究のあり方について述べた。いくつか私見を述べたが，心理社会的要因に関する研究が新たな展開を迎えるためには，統合失調症の精神病理と患者の個別性を踏まえた臨床現場からの豊かな発想が必要であると考える。

　統合失調症患者は，失敗すると警告されても何かに挑み，自ら破綻，再発の道を選ぶことが少なからずある。逆にそのエネルギー故に宮本[20]や中井[21]の言う自己治癒の可能性を秘めているとも言える。こうした能動的な側面と脆弱性，心理社会的要因の関係についての考察は別の機会に譲りたい。

文　献

1) Brown, G. W. : Experiences of discharged chronic schizophrenic mental hospital patients in various types of living group. Millbank Memorial Fund Quartery, 37 ; 105-131, 1959.
2) Day, R., Nelson, J. A., Korten, A. et al. : Stressful life events preceding the acute onset of schizophrenia : A crossnational study from the World Health Organization. Culture, Medicine and Psychiatry, 11 ; 123-205, 1987.
3) Engel, G. : The need for a new medical model : A challenge for biomedicine. Science, 196 ; (4286) ; 129-136, 1977.
4) Hartwell, C. E. : The schizophrenogenic mother concept in American psychiatry. Psychiatry, 59 ; 274-297, 1996.
5) 広田伊蘇夫：精神分裂病：慢性状態からの考察．医学書院，東京，1987.
6) 井上新平：分裂病の現在：精神分裂病の本態に迫る　⑧心因・社会因から．こころの科

学,60;41-45,1995.
7) 伊藤順一郎,大島巌,岡田純一,他:家族の感情表出(EE)と分裂病患者の再発との関連.精神医学,36;1023-1031,1994.
8) 伊藤順一郎:心理教育的アプローチへの手引き.全家連情報ファイル REVIEW,11;16-19,1995.
9) 加藤伸勝,門林岩雄:現代精神医学大系 10A1,精神分裂病 Ia 総論.中山書店,東京,pp.31-59,1981.
10) Leff, J., Vaughn, C.(三野善央,牛島定信訳):分裂病と家族の感情表出.金剛出版,東京,1991.
11) 増野肇,新福尚武,有安孝義,他:精神分裂病の再発に関する調査.精神医学,18;1147-1154,1976.
12) Miklowitz, D. J., Goldstein, M. J., Doane, J. A. et al. : Is expressed emotion an index of a transactional process? I. Parents affective style. Family Process, 28 ; 153-167, 1989.
13) 中谷陽二:内因性概念と分裂病.(花村誠一,加藤敏編)分裂病論の現在,弘文堂,東京,pp.203-228,1996.
14) 西園昌久:家族療法の歴史と現況.臨床精神医学,4;1431-1438,1975.
15) Norman, R. M. G., Malla, A. K. : Stressful life events and schizophrenia I. Review of the reseach. Br. J. Psychiatry, 162 ; 161-166, 1993.
16) 緒方明,坂本眞一,葉山清昭,他:精神分裂病の再発についての検討:陽性症状と非精神病性症状を指標として.精神医学,38;259-265,1996.
17) 太田保之,中根允文:特別企画精神分裂病:分裂病の原因を求めて ⑨心因との関連.こころの科学,10;56-64,1986.
18) 白石弘巳:海外旅行とエンパワーメント:やどかり研修所のメンバー交歓旅行に同伴して.こころの健康,12;13-21,1997.
19) 津村哲彦,八尋義昭,大磯芳三,他:外来精神分裂病者の再発および治療中断.精神医学,35;499-505,1996.
20) 山下格:(解説)精神科主任教授アンケート:精神分裂病を考える.こころの科学,10;126-141,1986.
21) 山下格:(解説)精神科主任教授アンケート:精神分裂病を考える.こころの科学,60;83-101,1995.
22) Zubin, J., Spring, B. : Vulnerability : A new view of schizophrenia. J. Abnormal Psychology, 86 ; 103-126, 1977.

第4章

統合失調症の回復に影響を与える心理社会的要因(2)
―― 回復の理論と促進の機会としての心理教育

1. はじめに

　心理教育（psychoeducation）とは，「精神障害者の家族に対して病気の性質や治療法，対処法など，療養生活に必要な正しい知識や情報を提供することが，効果的な治療やリハビリテーションを進める上で必要不可欠であるとの認識のもとに行われる，心理療法的な配慮を加えた教育的アプローチのことである」[6]。心理教育は，1980年代の精神医学の主要な成果の1つとされ，日本においても1990年代に入り，大きな注目を集めている。

　筆者は，統合失調症の家族を主な対象とする心理教育的アプローチを，病院[4]，保健所[11]の他，「市民と専門家のための健康・医療ガイドセンター」という非営利的会員制組織が主催する「家族と専門家のための交流会」[8]などで経験する機会を得た。

　筆者は，これら3つの異なる場所で家族の方々と接するうちに，教科書的な知識を伝えるだけでなく，家族や精神障害者の主観的側面を重視し，当事者の体験から直接学べるような構造が必要と考えるようになった。本稿では，Straussの統合失調症に関する論考[13,14]に示唆を得つつ，家族心理教育の基礎となるモデル，精神疾患患者の主観的体験，精神障害からの回復の方向性，当事者の回復への決断などについて検討し，最後に心理教育プログラムに精神疾患回復者が積極的に参加することの意義について論じてみたい。

第4章　統合失調症の回復に影響を与える心理社会的要因（2）　31

2. 脆弱性－ストレスモデルと心理教育的アプローチ

　心理教育は，統合失調症の生物学的治療の限界と，精神分析や家族療法など心理的療法のみの治療成績の限界が，専門家の認識の主流になることと密接に関係して成立した，Zubinらの脆弱性－ストレスモデル[16]の産物である。このモデルについては，すでに多くの解説がなされている（たとえば[10]）ので，ここでは，LibermanとCorriganの簡潔にして要を得た論文抄録[5]を全訳しておきたい。

　「統合失調症は，ストレスに対して極めて脆弱になる認知的，心理生理学的および対人的な欠陥によって特徴づけられる疾患である。病気のエピソードは，脆弱性を有する人がストレス度の高いライフイベントを体験するときか，家族のメンバーとの対人ストレスが高いときに生じる。同様に，刺激が強すぎる治療環境も精神病を増悪させることが示されてきた。ストレスと脆弱性に起因する統合失調症に疾患特異的な欠陥を完全に理解することが，その症状と能力障害を有意に改善させる薬物療法をより効果的にする心理社会的治療プログラムを開発するために必要となる」（ただし文中の引用は省略した）。

　この考え方は，医学モデルに基礎を置きつつ，心理社会的な介入法を折衷したものである。Libermanらは自らの統合失調症理解のモデルをストレス－脆弱性－対処－能力モデルと名付け，この理解に沿って生まれた効果的介入法の1つとして精神障害者自身の対処技能の向上を目的とする生活技能訓練を挙げる。一方，心理教育的アプローチは，家族の感情表出（Expressed Emotion）に関する実証的研究に裏打ちされて，家族環境を介入のポイントに据えた。いずれの領域でも介入の目標は明瞭であり，その結果治療アプローチが実証的に検証されて，今や，薬物療法，生活技能訓練，家族に対する心理教育などの組み合わせが統合失調症の治療の基本メニューとされるに至っている。
　ストレス因子と防御因子を対置させ，両者の力関係で臨床経過が決まるとい

う脆弱性－ストレスモデルの図式は，ストレス性の胃潰瘍の再発モデルなどとして医学にはすでになじみ深いものである。ちょうど，時を同じくして発表された医学的疾患一般を生物心理社会的な3次元でとらえる Engel の考え方と相まって，少なくとも認識の上では，統合失調症と一般の医学的疾患の間の溝はだいぶ埋められたと言える。根深い偏見に抗して統合失調症を「普通の病気」として治療しようとする専門家の努力には，十分な敬意が払われるべきであろう。

　しかし，まだ問題は解決したわけではない。たとえば，通常の薬物療法に加えて心理教育的アプローチを行っても，再発の時期を遅らせるだけで再発そのものをなくすことはできないという見解が強まってきた[1]。

　薬物療法に加えて，家族に対する介入を行っているにもかかわらず再発を防げない場合があるのは何故であろうか？　それは現在使用できる薬物や家族に対する介入プログラムに改善の余地があることを意味しているのか？　もしそうなら改善すべきポイントはどこなのか？　あるいは脆弱性－ストレスモデルや心理教育という方法の限界と関連するものなのか？　もしそうならモデルや方法のどこを修正すればよいのか？

3. 統合失調症の経過と Strauss の仮説

　統合失調症の経過について専門家の予測や制御が困難であることを，中井は「多くの偶然と絡み合って現実の軌道が決まるのは，台風の進路と変わらない。実際，回復と生活世界への加入とは大きく偶発事に依存する」と述べる[7]。Ciompi も同様の見解[2]を述べており，統合失調症の臨床に携わる者の多くもこうした見解に共感できるであろう。

　1970年代から統合失調症の縦断的予後研究などを報告してきた Strauss は，80年代以降「(正しい) 診断は予後(を指し示す)，という一般的信念」[14]が通用しない統合失調症の予後を説明しようと格闘してきた1人である。彼は，そのために「統合失調症には複数の半独立的過程がある」(仮定1)，「統合失調症を理解するには，病気だけでなく本人の対処のあり方に注目することが肝要

である」(仮定 2) という仮説を立てた[13]。

仮説 1 については，精神障害者と専門家が時としてまったく違う見方をすることなどがヒントとなったという。たとえば，ある患者に「最悪だった年」を尋ねたところ，その患者は一番社会的に活動していた時を挙げたという。逆に，引きこもりが強く，回復が停滞していた時期が，後の飛躍的な改善の準備期間であったと考えられる患者もいた。こうしたことから彼は，統合失調症の予後は，いわゆる病的過程と対処過程が複雑に絡み合って進行した結果であるとし，病的過程と考えられるものが対処過程を準備したり，逆に対処過程と考えられるものが病的過程の伏線になるなど，3つのシステム論的な類型を提示した。

また，仮説 2 については，ある時，予後調査の面接の中である対象者から「なぜ，私自身の努力について尋ねてくれないのか」と言われたことを契機として発想したという[14]。Strauss は，外的ストレスへの対処にとどまらず，内面的な意味に対する対処をも考慮する。たとえば，長年自分が夫として不適格であったために離婚となったと信じ，その直後に発病したことを罰であると受け止めていたある精神障害者は，離婚と精神病の関連を否定する別の物語を信じられるようになって回復していったという。

心理教育のセッションで，高いストレスに曝されることの危険を説くと，しばしば家族から「本人が親の意見を聞かず，焦って仕事（結婚など）をしようとして失敗する」という主旨の意見が出る。これなどは Strauss が言う，本人固有の人生の意味と密接に関連する本人側の対処法が病状悪化の因子ともなりうる例であろう。

脆弱性－ストレスモデルは，自らの意思を持って動く人間のありようを，うまくモデルに取り込めなかった。Strauss によれば，生物心理社会モデルで知られる Engel も，自らのモデルを人間によりよく適応させるために，本人の体験，意味，そして自己の人生の物語などを組み込もうとしてさらに思索を続けているのだという。こうして Strauss は，生物心理社会モデルの次に来るべき Life-content model を提唱するに至った[3]。それは，精神疾患患者を意思持つ人と捉え，患者の人生の歩み全体を視野に置き，患者にとっての意味を重視し，能力と機能障害が共存しつつ（強さと弱さを併せ持って）現実の生活場面

で暮らしている精神障害者を「ありのままに捉えること」(The person with schizophrenia as a person)[14]を目指している。

4. 統合失調症患者をありのままに見ること

一般に物事を「ありのままに」見ることは容易ではない。現象学を引き合いに出すまでもなく，「ありのまま」に「見える」ことは目標であって前提ではない。心理教育においては，家族が患者を「ありのまま」に見られるようになることが期待されている。しかし，その前に専門家自身に，精神障害者のありのままの姿が本当に見えているか自問してみなければならない。

ここではその一例として，デイケア通所中の精神疾患患者（大部分が統合失調症。以下，本人），精神疾患患者の家族，精神保健福祉従業者（以下，専門家）の3者に対して，統合失調症について原因，症状，再発の可能性，予後などを尋ねる同様の内容の質問を行い（精神疾患患者には「自分の病気」に対する認識として質問），回答を比較した結果について述べる[12]。

その結果，本人の多くは，社会生活上でたまたま生じた出来事（受験の失敗など）に病気の原因を帰し，病気とは現在気になっている不眠などの症状のことであり，それはまもなく改善して再発もしないという見通しを持っていることが分かった（「急性疾患」のイメージ）。一方，専門家の多くは，専門用語を用いて病気のありようを感情や個人的評価を交えずに描き，急激かつ完全な改善を予想しない代わりに，10年後に至るまでの漸進的な改善を予想した（「慢性疾患」ないし「障害」としての理解）。本人と専門家に優勢な見方は，当否は別としてそれなりにそれぞれ一貫していると考えられたのに対して，家族の場合は，一見して強い葛藤の存在が示唆された。すなわち，統合失調症を重い病気であると認識し，ケアの負担を重く感じていることが少なくないようであるのに，他方では将来全快することに対し強い期待感を抱いている，というのが優勢なパターンであった。このように，（予想されたことではあるが）本人，家族，専門家それぞれが病気に対して異なるイメージを抱いていた。一例として，表1に10年後の予後に関する3者の回答をまとめた表を掲げておく。

表1 「10年後の状態について予想して下さい」に対する回答

	デイケアメンバー	デイケアメンバーの家族	精神保健福祉従事者
かなりの改善あり	22 (64.7%)	19 (37.3%)	2 (4.7%)
少し改善あり	2 (5.9%)	12 (23.5%)	21 (48.8%)
現状維持	1 (2.9%)	5 (9.8%)	5 (11.6%)
状態悪化	1 (2.9%)	3 (5.9%)	4 (9.3%)
「わからない」・無回答	8 (23.5%)	12 (23.5%)	11 (25.6%)
計	34 (100%)	51 (100%)	43 (100%)

χ^2検定　$\chi^2=37.1$　$p<0.01$　(文献12より作製)

　家族や専門家についての言及は機会を改めて行うこととし,ここでは本人に焦点を当てる。本人の病気に対する見方を現実検討が甘い,と指摘することは簡単である。おそらく今後の再発の危険も決して低くはないかもしれない。しかし,彼らの物の見方が家族や専門家とはかなり異なるにもかかわらず,彼らがデイケアに通い,一見現実と調和して生活していられるのは何故であろうか? 筆者が「ありのまま」の不思議さを痛感するのはまさにこの点である。妄想患者の場合には二重見当識という言葉が知られているが,いずれにせよ,彼らの考え方と行動は矛盾するように見えても,彼らの中で何らかの仕方で統合されており,おそらく再発ないし症状の増悪の方向にも,成長ないし回復の方向にも開かれている。これは,表面上の病状の良悪とは完全には一致せず,一応独立の回復過程の問題と見なさざるを得ないと考える。こうした事態については,本人にも言語化できないであろうし,本人以外の者はこれを本人のぎりぎりの姿と考え,是非を越えて,まずこれをありのままに理解,尊重するしかないのではないかと思われる。

5. 統合失調症の回復に必要なもの

　それでは,前述した段階から,さらに回復の道を辿るためには何が必要なのであろうか?
　もちろん答えは1つではないであろうが,ここでは糸口を見いだすために,実際に回復した統合失調症患者が回復の契機をどのように語っているかについ

てノルウェーのRundがまとめた研究[9]を参照してみる。Rundは，一定期間以上続いた精神病状態から「完全に回復した」10事例に対して，回復の要因について聞き取り調査を行った。表2は，その内容を要約して表にしたものである。本人当事者の視点からは，信頼できる治療者に出会えたこと，家族，友人，同僚の理解と信頼，（手本や交流相手としての）他の患者の存在，信仰，自己の能力などが挙げられることが多く，薬物療法とか精神療法，さらには電気けいれん療法といった個々の治療の直接の効果に言及する者は少なかった。

続いて，アメリカの精神障害者のセルフヘルプ活動の団体であるNational Empowerment Centerのニューズレター（1997年夏／秋号）を参照して，当事者運動の担い手が回復について述べていることを紹介する。Fisherは，精神障害に罹患したあと精神科医となり，現在はcome outして利用者サイドから精力的に精神保健活動を行っている人である。彼は，「（医学部学生は）精神疾患と診断された患者は脳に病気を持っているのであり，病気に語りかけることはできないと教えられる」と現状を批判したあとで，しかし精神障害者にとって大切なことは，（病者として扱われることなく）「信用，愛情，思いやりなどの人間に基本的なニード」が満たされることであると述べる。ちなみに，同じニューズレターには，「我々は病気以上の存在である」というタイトルの記事が掲載されていた。邦訳『精神病者自らの手で』によって日本にも知られるChamberlinは，同じニューズレターで，より直截に精神保健システムの現状を批判しつつ，自己の意思の自由を保証されることが重要であると述べる。たとえば彼女は，「専門家のいう通りにならない患者の告白」（Confessions of a non-compliant patient）において，既存の精神保健システムが提供する抗精神病薬や，リハビリテーションのためと称して行われる単純軽作業などは，むしろ「回復を可能にする自尊心の回復」にとって障害になっていると述べ，「専門家にとってよい患者であることは，必ずしもよく回復していることを意味しない」と，non-complianceを勧めるのである。

Fisherが挙げた「信用，愛情，思いやりなどの人間に基本的なニード」の充足が大切であるという主張は，Rundの論文における治療者，家族，友人らとの関係に言及した部分と，またChamberlinの言う「回復を可能にする自尊

表2 完全に回復した統合失調症患者が考える回復の理由

No	性別	一番重いときの診断名	入院(月)	GAS	主な治療法	本人が考える回復した理由
1	男性	統合失調症妄想型	28	60	精神科薬物療法 精神療法 グループ療法	抗精神病薬と治療者。妻と同僚が受け入れてくれたこと。
2	男性	統合失調症鑑別不能型	62	50	精神科薬物療法 グループ療法 電気けいれん療法	グループ療法。他の患者を手本としたこと。
3	女性	統合失調症鑑別不能型	47	70	精神科薬物療法 精神療法 電気けいれん療法	不安と諸問題に挑む中で獲得された，頑固さと自信。ユーモアのセンス。治療者の共感，理解，関与，および，物事に意味を見出す能力，自分の体験へのこだわりと連続性。他の患者との共通の問題を話し合ったこと。
4	女性	統合失調感情精神病	72	70	精神科薬物療法 精神療法	「引き受けて」不安がなくなるまで関わってくれた治療者を信頼したこと。
5	女性	統合失調感情精神病	62	80	精神科薬物療法 精神療法 電気けいれん療法	自分の内面の力。治療者の職業的「的確さ」。理解してくれた友人。
6	女性	統合失調症妄想型	23	70	精神科薬物療法 精神療法 グループ療法	治療者に対する信頼と治療者のサポート。
7	男性	統合失調感情精神病	17	70	精神科薬物療法 精神療法 電気けいれん療法	両親と複数の職業的援助者。特に信じてくれた精神療法治療者。友人や他の患者とのよい交流体験。
8	男性	統合失調症鑑別不能型	9	70	精神科薬物療法 精神療法 グループ療法	他の（宗教的）生き方を示し，罪の意識を持たずに性生活の機会も持たせてくれた妻。キリスト教の信仰。
9	男性	統合失調症鑑別不能型	113	80	精神科薬物療法 グループ療法 電気けいれん療法	妻と子ども。キリスト教の信仰。充足感を与えた就職。
10	女性	統合失調症妄想型	48	80	精神科薬物療法 精神療法 グループ療法	決して批判的にならず，自分のペースで仕事をする機会を与えてくれた治療者に対する信頼感。情報。友人。

（文献9より作製）

心の回復」は，Rund の論文における肯定的な自己の心的資源に関する言及と，それぞれ呼応すると考えられる．

　統合失調症の症状やいわゆる能力障害に対して，同じように治療法を組み合わせて対処しても予後に差が出るとしたら，その差の少なくとも一部は「人間に基本的なニード」や「自尊心の回復」が体験できたかに起因する可能性がある．

6. 回復の決断とその持続

　統合失調症の回復に必要なものがそろっているように見えても，それだけで自動的に回復の過程が進行するとは限らない．回復は，本人の主観体験のうちに生じるものである以上，他ならぬ本人自身がそれを決断することが不可欠である．

　ここで，視点を変えてアルコール依存症の治療の目標とされる回復を参照してみる．依存症の回復とは，単に酒を飲まない状態のことではない．長年入院して断酒状態にあっても，それだけでアルコール依存症が回復したとは言われない（退院するとすぐ飲酒する人，dry drunk syndrome の人などがいる）．回復者とは，飲酒をコントロールできない自分の弱さを人前で率直に認め，しかも安易な依存対象を他に求めずに生きていこうと努めている人の謂である．

　アルコール依存症からの回復は，本人が断酒（すなわち回復）を決断しない限りあり得ないと言われている．よく知られているのは「底つき体験」である．「底つき体験」が生じるのは，治療の必然的な経過，すなわち強制的に断酒させられたことによってではなく，しばしば，妻からの離婚の申し出，会社からの解雇宣告，食道静脈瘤からの出血などの社会生活上の事件に直面化することによるとされる．そのとき，飲酒とそれ以外の自己価値の間で優先順位が交代（価値転換）するのである．この価値転換はしばしば不安定であるため，依存症者はしばしばスリップし，多くの場合，断酒会や AA（アルコールアノニマス）ミーティングの常連となることで「とりあえずその日1日を飲まずに生きる」こととなる．

脆弱性−ストレスモデルでは，統合失調症患者の回復への決断について大きな関心が払われていない。おそらく統合失調症を病気と見る立場に立つからであろう。しかし，「高いポストでなければ復職するべきではない」と幻聴に言われ続けていることを理由に長期間復職をためらってきた男性患者が，影響力絶大であった父親の死後「僕ももうのんびりしていられませんから」と言って急に復職を志すのは，「底つき体験」と一脈通じるところがある。自分の妄想の世界に安住するのでなく，辛い現実を選び取ったという意味で，本人の決断による人生の価値転換の例と考えてもよいのではないだろうか？

　しかし，統合失調症患者にとっても回復の道は遠い。そこには，長期間にわたって「信用，愛情，思いやりなどの人間に基本的なニード」を与え続ける他者が必要である。一方「自尊心の回復」は，どのようにしたら可能となるのであろうか？　Straussらは回復の要諦を「機能異常が今まさに継続している中で自己の機能的意味が回復し，また再構築されること」[3]としている。そこには大きな逆説がある。この点で，「酒をコントロールできない」と自分の弱さを訴え続けることが強さの証になっていくというAAの治療的逆説は示唆に富む。これに倣えば，統合失調症患者も同様に，自分と自分の病気について他者に語ることができるときに「弱さを強み」とする逆説が成立する可能性がある。病気に関する言説は，他者から本人に向かえば本人を萎えさせるスティグマとなるが，本人が確信を持って語れば，自分や同じ境遇の他者を奮い立たせる力ともなるのである。自らを語る機会は，まずセルフヘルプグループの中で生まれてくるであろうが，あらゆる機会の利用が考えられる。

7. 家族に回復への道筋をどう説明するか？

　家族に統合失調症の回復とは何かを理解してもらうことは，必ずしも容易ではない。家族，特に発症間もない家族は，通常身内の病気についてよく知りたいという強い気持ちを持っている。多くの家族は，患者を治したい一心で家族教室に参加する。「嘘でもいいから，治ると言って欲しい」と訴える参加者も決して例外ではない。少なくとも，家族には，自分たちがよく知ればよく治る，

あるいは早く治る方法が見つかるのではないか，という強い期待があると考えられる。

　こうした家族の気持ちを十分に共有した後で，本人，家族，専門家それぞれの努力だけではどうすることもできない限界があることを確認することが，心理教育の大切な課題の1つである。精神疾患患者本人の場合と同じく，自分たちの無力さを自覚するところから家族の回復のプロセスが始まるのである。

　現在の心理教育プログラムでは，こうした作業を似た境遇の複数家族集団（たとえば，発病間もない人，同時期に入院した人）に対して，専門家が触媒役になって行おうとする傾向がある。それはそれなりの効果を挙げていると思われるが，ここでもアルコールの治療プログラムを参照して，たとえばAAの伝導（ミッション）のように先輩の家族が参加者に気持ちを語るなどは意味があるかもしれない。アルコールの回復では，回復を信じられるようになるために「できるだけ多くの回復者に会う」[15]ことが勧められているという。

　それをさらに一歩進めて，心理教育の中にもっと精神疾患患者本人の生の声を反映させることを提案したい。現在の複合家族グループにおける心理教育的アプローチでは，家族と専門家がそれぞれ本人について語ることはあっても，当事者である本人が直接自己の主観的体験や希望，家族との付き合い方などについて語ることはあまりないと考えられる。

　統合失調症との壮絶な戦いを本（邦訳題名『ロリの静かな部屋』，早川書房刊）に著したロリ・シラーは，その中で次のように語っている。

　「……私はニューヨーク病院で毎月三つのクラスを受け持っている。一つは患者とその家族のためのクラスで，統合失調症を経験するのがどんなものであるかについて話すのが私の仕事だ。もう一つはクロザピンについてのクラス。三つ目は退院後，いかにして寛解状態を維持するかについてのクラスだ。私以上の適任者がいるだろうか？　最後に病院を出てから今日まで四年と少し，病気をコントロールし，症状を逆行させないでいるのはこの私なのだから」（邦訳p.295）

　アメリカでは，精神障害者自身が精神保健サービスの担い手であることは，

もはや一般的な現象になりつつある。実際，筆者が参加したロサンゼルスの精神保健スタッフの臨床研修会は，さながらメンバーの研修会のようであった。

日本では，「弱さを強み」とし「自尊心を回復」する上で，家族教室への精神疾患患者本人の参加が大きな意味を持つ可能性がある。彼らに家族教室の講師となってもらい，謝金をきちんと払うシステムを作ることを具体的に検討してもいい時期ではないだろうか？ このような機会を作ることは，精神疾患患者だけでなく，心理教育自体をもエンパワーすることになると期待している。

8. おわりに

「健康・医療ガイドセンター」主催の「家族と専門家のための交流会」では，精神疾患患者にも講師として登場してもらうようになった。1998年秋に行われた第8回交流会では，約80名の家族を前に，北海道帯広における全国精神障害者団体連合会の大会や，続いて見学した「べてるの家」などの様子を精神疾患回復者に語ってもらい，非常に好評であった。

心理教育の目新しいところは，精神疾患患者や家族に情報や対処法を伝えることではなく，情報を伝える主体が当事者となることにより，専門家を含めたお互いの関係がダイナミックに変化し，それによって当事者の回復が促進される点にあると考えて，さまざまな場面でプログラムを工夫していきたいと考えている。

文　献

1) Burns, T. : Psychosocial interventions. Current Opinion in Psychiatry, 10 ; 36-39, 1997.
2) Ciompi, L. : The natural history of schizophrenia in the long term. Brit. J. Psychiatry, 16 ; 413-420, 1980.
3) Davidson, L., Strauss, J. S. : Beyond the biopsychosocial model : Integrating disorder, health, and recovery. Psychiatry, 58 ; 44-55, 1995.
4) 木戸幸聖：分裂病者の家族への心理教育に関する覚え書き (1) (2). 埼玉県立精神保健センター紀要，2 ; 69-81, 1992.
5) Liberman, R. P., Corrigan, P. W. : Designing new psychological treatments for schizophrenia. Psychiatry, 56 ; 238-249, 1993.

6) 大島巌：心理教育：いわゆる消費者の観点から．家族療法研究, 11 ; 30, 1994.
7) 中井久夫：精神分裂病患者の回復過程と社会復帰について．中井久夫著作集第 4 巻, 岩崎学術出版社, 東京, pp. 3-14, 1991.
8) 中村正利, 大賀達雄, 白石弘巳, 他：家族と専門家のための交流会（4）：6 回を経た交流会の変化. 病院・地域精神医学, 41 ; 296-298, 1997.
9) Rund, B. R. : Fully recovered schizophrenics : A retrospective study of some premorbid and treatment factors. Psychiatry, 53 ; 127-139, 1990.
10) 佐藤光源, 松岡洋夫：Zubin と Ciompi の脆弱性概念：有用性と限界. 精神科治療学, 12 ; 487-494, 1997.
11) 白石弘巳, 山口一, 野中猛, 他：精神分裂病の家族に対する心理教育の一技法：テストと答え合せの授業を擬して．家族療法研究, 13 ; 130-139, 1996.
12) 白石弘巳, 野中猛, 山口一：精神分裂病の心理教育：本人, 家族と援助者の疾病認識の比較. 家族療法研究, 15 ; 59-60, 1998.
13) Strauss, J. S. : Mediating process in schizophrenia : Towards a new dynamic psychiatry. Brit. J. Psychiatry, 155 ; 22-28, 1989.
14) Strauss, J. S. : The person with schizophrenia as a person II : Approaches to the subjective and complex. Brit. J. Psychiatry, 164 ; 103-107, 1994.
15) 吉岡隆編：援助者のためのアルコール薬物依存症 Q&A （まえがき）. 中央法規出版, 東京, 1997.
16) Zubin, J., Spring, B. : Vulnerability : A new view of schizophrenia. J. Abnormal Psychology, 86 ; 103-126, 1977.

第5章

エンパワーメントの出発点としての当事者の思い
――「やどかりの里」と「ヴィレッジ」における
　アンケート調査から

1. はじめに

　自らの病気に対する気持ちや生活の見通しについて「やどかりの里」と「ヴィレッジ」のメンバーにアンケートでうかがってみた。同じ質問に対する日米のメンバーの回答を比較することで，お互いの類似点と相違点について具体的に認識できるのではないかと思ったためである。異なる文化的背景を持つ人々や機関が深い相互理解に達することは決して容易ではない。今後，「やどかりの里」と「ヴィレッジ」が交流を重ねていく際の一資料となることを念じて，アンケートの結果を報告したい。

2. 対象と方法

　施行したアンケートの内容を表1に示した。筆者が日本語のアンケートを作製し，ロサンゼルス精神保健協会のヴァン・ホーン氏が日本語版と同一内容になるように英語版を作製してくれた。
　「やどかりの里」は湯浅和子氏，「ヴィレッジ」は施設長のマーサ・ロング氏や精神科医のマーク・レーギンズ氏が個別担当（「ヴィレッジ」ではパーソナルサービスコーディネーター）の方にアンケートの趣旨を話してくれ，個別担当の方がメンバーにアンケート記入への協力を依頼してくれた。アンケートを

表1 アンケートの質問内容

質問1	「あなたが，やどかりの里に通所するきっかけとなった病気は，どんな病気と感じていますか？」 Please name the disease you suffer from and give a brief description of your understanding of your disease.
質問2	「あなたの病気の現在の症状を3つだけ書いて下さい」 Please list three major symptoms that you suffer presently.
質問3	「あなたの病気の一番の原因は何だと思いますか？」 What do you think of the cause of the disease ?
質問4	「あなたは，あと何年くらい薬を飲む必要があると思いますか？」 For how long do you expect to take medication for your mental illness ?
質問5	「あなたの病気は今後再発すると思いますか？」 Are you afraid that you will have a relapse or decompensation ?
質問6	「あなたの今からちょうど1年後の状況について予想してみて下さい」 What do you plan to be doing one year from now ?
質問7	「あなたの今からちょうど10年後の状況について予想してみて下さい」 What do you expect to be doing ten years from now ?

実施したのは，「ヴィレッジ」の場合，日本からの研修ツアーのメンバーが「ヴィレッジ」を訪問した1995年7月と12月，「やどかりの里」は1996年4月であった。

アンケートを回収し，質問別に「やどかりの里」と「ヴィレッジ」の回答を対比して書き出し，比較を行った。なお，統計検定が必要なときは，χ^2検定を用いた。

3. 結　果

協力していただいたメンバーは，「やどかりの里」29人，「ヴィレッジ」36人であった。以下，質問ごとに結果を示す。結果は統計処理のため，整理・要約して示すことをお断りする。回答が未記入のため，統計処理から除外したものがあり，全体数は必ずしも一致しない。

①問1「あなたの病気はどんな病気と感じていますか」

この質問に対する回答で，病名を挙げて説明した人は「やどかりの里」8人

第5章 エンパワーメントの出発点としての当事者の思い　45

表2 「どんな病気と感じていますか」に対する回答

「やどかりの里」のメンバー	「ヴィレッジ」のメンバー
耳や頭の周辺に聞こえる病気	幻聴，コントロールできない思考
被害妄想になる病気	思考障害，幻覚，妄想
幻覚や幻聴，悪魔がでてくるが自分では病気と思えない	調子が悪いと幻聴が聞こえるので一生薬が必要
	幻聴と妄想があります
対人恐怖	高いか低いかのどちらか
精神が混乱し，まとまりがなくなって自主性，自発性がなくなってしまう病気	気分の動揺，うつ，絶望，不眠
	アルコール，ニコチン，麻薬などの常用
難病中の難病で重症と自分で実感します	二重人格を持っている（2名）
恐いような病気	父が私に辛く当たった
気が滅入る病気	遺伝性（2名）
狂暴になる病気	脳の化学的な不均衡が原因（3名）
	本当に心が病んでいると思います
	自分が病気だということ以外何も分からない
	病気のことが分からないので説明できない

（28％），「ヴィレッジ」29名（81％）と非常に異なっていた（$\chi^2 = 18.38$，自由度1, $p < 0.01$)。

挙げられた病名は，「やどかりの里」では，統合失調症5人，精神病2人，うつ病1人であった。これに対し「ヴィレッジ」では，統合失調症13人，躁うつ病8人，物質常用障害2人，境界型人格障害1人，重複診断8人であった。重複障害として，「慢性統合失調症とうつ病」「重症うつ病と妄想型統合失調症」「統合失調症と躁うつ病」「統合失調症とアルコール乱用」等が挙げられた。

診断名を除いた自分の病気についてのコメントを表2に示した。病気の代表的症状を挙げる回答が多い中で，「やどかりの里」では「気が滅入る病気」等の主観的印象がやや多く見られ（4人），「ヴィレッジ」では病気の原因に言及する回答が見られた（6人）ことが特徴であった。

②問2「今どんな症状がありますか」(表3)

回答を項目ごとに整理した。中には「私はずっと孤独だった。お金や食物がない私と付き合う人はいない」（「ヴィレッジ」のメンバー）等，分類困難なもの（その他に分類）が少数あった。

個々の症状について見ると，「うつ状態」（$p < 0.01$）と「不安定」（$p < 0.10$）は「ヴィレッジ」が多く，「活動性低下」（$p < 0.10$）は「やどかりの里」が多

表3 「病気の現在の症状を3つだけ書いて下さい」に対する回答

	「やどかりの里」のメンバー		「ヴィレッジ」のメンバー		検定
幻覚	10人	幻聴 (8人), 幻覚 (2人)	15人	幻聴 (10人), 幻覚 (2人), 独語 (3人)	
妄想	8人	関係妄想 (3人), 妄想様体験 (4人)	10人	妄想 (10人)	
うつ	3人	うつ状態 (2人), 死にたくなる	15人	うつ状態 (13人), 自殺念慮, 自尊心低下	**
躁	2人	躁状態, しゃべりすぎ	6人	躁状態, 観念奔溢, 誇大的 (2人)	
不眠	3人		9人		
不安定	4人	パニック, 不安定, 落ち着かない	12人	いらいら (4人), 気分の変動 (3人), 神経過敏 (2人), パニック, 怒り等	+
不安・緊張	7人	不安 (5人), 恐怖心, 対人恐怖	4人	不安 (2人), 緊張 (2人)	
身体の不調	6人	手が固まる, のどが渇く, 手足のふるえ, 頭痛, 小便がでにくい	11人	けいれん (2人), 頭痛 (2人), ふるえ, 遅発性ジスキネジア, 糖尿病, 等	
活動性低下	8人	やる気がない (2人), 記憶減退 (2人), 疲れる, 気だるい, 眠い, 等	4人	精神的疲労, 反応減少, 記憶低下, 引きこもり	+
その他	4人	強迫, たばこ依存, 今はない (2人)	5人	過食, 喫煙 (2人), 今はなし, 等	

χ^2 検定　** $p<0.01$　+ $p<0.10$

い傾向が見られた。

しかし，回答全体として見ると，差は有意水準には達しなかった（$\chi^2=14.23$, 自由度9, $p=0.11$）。すなわち，大局的に見ると，「やどかりの里」と「ヴィレッジ」のメンバーが自覚している症状に顕著な差は見られないと言える。

③問3「病気の原因は何ですか」（表4）

この質問に対する回答を項目別に分類すると，「やどかりの里」と「ヴィレッジ」の間で顕著な差が認められた（$\chi^2=23.13$, 自由度5, $p<0.01$）。

また，同じ項目に分類されたものでも，その内容はかなり異なっていた。たとえば，「ヴィレッジ」の方はベトナム戦争や強盗，レイプ，あるいは離婚や虐待などの非日常的な出来事が多く挙げられた。また，遺伝に関する言及や薬物の影響とするものは「やどかりの里」には見られず，自分の性格や行動に原

表4 「病気の原因は何だと思いますか」に対する回答

	「やどかりの里」のメンバー		「ヴィレッジ」のメンバー	
第三者の影響によるとするもの	16人	対人関係（4人），仕事（2人），学校でのいじめ（2人），宗教的原因（2人），ストレス，経済的困窮	10人	ストレス（2人），ベトナム戦争（2人），強盗を目撃，レイプ，火事で爆発が起きたこと，貧困，一般的な意味での社会環境
家族の影響によるとするもの	3人	親との不仲，育児両親の無責任な育て方	8人	家庭環境（2人），幼少児期の心的外傷（2人），父母の離婚，祖父からの虐待，アルコール依存の父の影響，養育方法
自分の性格や行動によるとするもの	6人	世間の評判を気にしすぎた（2人），考えすぎ，赤面症，薬を飲まずに遊んだ，パチンコ	0人	
医学・生物学的な原因	3人	不眠（2人），椎間板ヘルニアの後遺症	12人	遺伝（5人），脳のバランス失調（5人），頭部打撲（2人）
薬物の影響によるとするもの	0人		7人	アルコール，マリファナ，LSD等
その他	0人		4人 1人	完全には解明されていない 答えたくない

表5 「あと何年くらい薬を飲む必要があると思いますか」に対する回答

	「やどかりの里」のメンバー	「ヴィレッジ」のメンバー
5年未満	5人	3人
5年以上10年未満	2人	2人
10年以上	7人	4人
一生	5人	16人
その他	1人	2人
不明	6人	5人
無回答	3人	4人

因を求めるものは「ヴィレッジ」には見られなかった。

④問4「あと何年くらい服薬する必要があると思いますか」（表5）

全体として見ると，回答に有意差は認められなかった。しかし，服薬期間を回答したものだけについて見た場合（すなわち「その他」「分からない」「無回

表6 「病気は今後再発すると思いますか」に対する回答

	「やどかりの里」のメンバー	「ヴィレッジ」のメンバー
すると思う	12人	20人
しないと思う	14人	14人
わからない	2人	0人
無回答	1人	2人

表7 「1年後の状況について予想してみて下さい」に対する回答

	「やどかりの里」のメンバー		「ヴィレッジ」のメンバー	
今より改善	10人	今よりも安定(3人),多くの友人に囲まれて病気を克服している,治っている 働いている(2人) サラリーマン,アルバイトを2〜3時間「社会参加」している,アルバイトかドリームカンパニーで働く	31人	競争の激しい分野で仕事(2人),自分の勉強を続け,パートで働く(4人),学校へ行く(5人) 音楽学校 聖書学校 少し仕事をする(2人),結婚(2人),自分の家に住む(3人),家族と住む バスに乗れるようになってお寺に行く,車を購入する,観光,写真家になる
ほぼ同じ	7人	現在と同じ(4人) あゆみ舎にいる,やどかりの作業所に通いながら好きな勉強をしている,やどかり工場でワープロ打ちの仕事	1名	現在と同じ
悪くなる	1人	体中の痛み,うつ,不眠の状態	0人	
分からない	2人		0人	

答」を除く)には,「ヴィレッジ」のメンバーの方が「一生」と答えることが多い傾向が見られた($\chi^2 = 6.38$,自由度3, $p < 0.10$)。

⑤問5「病気は再発すると思いますか」(表6)

回答に有意差は認められなかった($\chi^2 = 0.95$,自由度1, $p > 0.10$)。しかし,再発すると回答したメンバーの数は,「やどかりの里」37.5%,「ヴィレッジ」62.5%と,「ヴィレッジ」に多く見られた。

表8 「10年後の状況について予想してみて下さい」に対する回答

	「やどかりの里」のメンバー		「ヴィレッジ」のメンバー	
社会人としての生活	8人	治っている，寛解している（2人），働いている（3人），係長くらいにはなれるかな，夫と子どもに囲まれて生活している	23人	レコードを出すようなスター，心理学の学位を得て開業する，花屋で働いている，田舎の農場で働いている，父と外国のアジア人社会で働いている，旅行する（2人），外国にいる姉妹を訪ねる，島の浜辺でくつろいでいる，仕事をしている（3人），仕事・自立・結婚，幸せにしている，老後を楽しく暮らしている，老人ホームに行く，引退を考えている，子どもがたくさんいる，孫の世話，姉妹の世話
変わりなし	5人	1年後も10年後も100年後も同じ，やどかりに通いながら好きなことを勉強，やどかりにいる，あゆみ舎にいる，やどかり工場でワープロ打ちの仕事	1人	現在とほぼ同じ
悪化する	7人	うつ状態（2人），体力減退，怒りっぽい，椎間板ヘルニアによる筋肉痛，毎日けんか，死んでいる	3人	生きているかどうか分からない，死んでいる（2人）
分からない	4人		7人	

⑥問6「1年後の状況の予想」（表7）

「やどかりの里」と「ヴィレッジ」のほとんどのメンバーが，現在と同じかそれよりもよい状態を予想しており，有意差は認められなかった。しかし，「やどかりの里」では，「安定している」「治っている」「現在と同じ」等とやや抽象的な表現が多く，「ヴィレッジ」では個性的ないし具体的な人生の計画を挙げるものが多い印象を受けた。

⑦問7「10年後の状況の予想」（表8）

「ヴィレッジ」では，1年後の予想以上に肯定的でむしろ楽天的と思えるような回答が多くなった。また，10年後も「ヴィレッジ」に留まると予想した人は1人もいなかった。これに対し，「やどかりの里」では悲観的な予想や「やどかりの里」に留まるという人が少なくなかった。こうした点を反映して

「ヴィレッジ」と「やどかりの里」の間で有意差が見られた（$\chi^2=8.34$，自由度3，$p<0.05$）。

4. 考　察

1）今回の調査の意義

　今回の調査には，方法論上いくつか甘い点がある。

　たとえば，回答者の年齢，性別，診断名，罹病期間等の属性について尋ねていないため，「やどかりの里」と「ヴィレッジ」で回答者についての比較をすることができない。質問1の結果を見ると「ヴィレッジ」のメンバーの精神科的診断名の方が多様であることは間違いないと思われ，両施設で回答した人自体に有意な差がありそうである。

　また，質問文が日本語と英語で異なって理解された可能性について考える必要がある。たとえば，質問1で診断名を挙げるメンバーが「ヴィレッジ」の方に多かったのは，そうした事情を反映していると考えられる。

　さらに，回答に見られた相違点を「やどかりの里」と「ヴィレッジ」の間の相違点として見るべきか，より一般的に日米間の相違点として見るべきかは，議論のあるところであろう。少なくとも，発病の原因として挙げられたものは両国の文化的，政治的背景の相違を反映すると考えるのが自然と思われる。

　この他にも，方法論上の問題があるかもしれない。以上，今回のアンケート調査においては，得られた相違点に対して何を比較したことになるのか，あまり性急な結論を出すべきではなく，むしろ今後相互理解を深めるための第一歩と考えるべきであると考える。私は，日米の精神保健施設のスタッフやメンバーの協力により，この調査が実施できたことに何より大きな意義を感じている。

2）今回の調査で得られた所見について

　以上のような今回の調査の限界を踏まえた上で，得られた結果について私なりに感想を述べてみたい。

　まず，医療面について。質問1の回答を見ると，「ヴィレッジ」のメンバー

の方が病名告知を受けている頻度が高い印象を受ける。また，有意差と言うには微妙ながら，「ヴィレッジ」のメンバーの方が，服薬期間や再発の可能性について重めに受け止めている傾向がある。さらに，原因について「脳の化学的不均衡」という同じ表現を用いる人が少なくないなど，医師からよく説明を受けていることを反映しているように見える。これらを彼我のインフォームド・コンセントのあり方の差と考えることもできるが，カリフォルニアの当事者のアンケート調査を見ると，当事者は決してインフォームド・コンセントのあり方に満足しているわけではないようである（インフォームド・コンセントが行われるのが「いつも」16％，「たいてい」14％，「ときどき」17％，「まれに」23％，「一度もない」31％）。したがって，これはむしろ，「ヴィレッジ」のメンバーが自分の病気と共存して生きていこうとする自覚を反映していると考えるべきではないかと考えられる。

　ついで，生活面について。1年後と10年後の生活の予想から推察するに，「やどかりの里」よりも「ヴィレッジ」の方が，個別的で具体的な生活目標を挙げたり，肯定的というよりは楽天的な回答をする傾向があった。ただ夢を語ることが無条件によいこととは言えないかもしれないが，一方で，「ヴィレッジ」のメンバーに病気を重く受け止める人が多いことと考え合わせると，現実的を受け止めた上で前向きに生きている姿が想像され，とてもすばらしいと思う。

　しかし，逆にこれをもって「やどかりの里」のメンバーが，前向きに生きていない，と解釈するのは行き過ぎと思われる。私は，この差は，アンケート等に対して照れずに，臆せず自分の気持ちを表現することに慣れていないことに由来するのではないか，と考えたい。すなわち，将来に対する考え方の問題ではなく，現在の社会的行動のあり方の問題ではないか，と考えるものである。

　いずれにせよ，ここに示された「ヴィレッジ」のメンバーの意識が，単にアメリカの文化を反映するものか，あるいは「ヴィレッジ」のメンバーになることによって形成されてきたものなのか，興味があるところである。

　「やどかりの里」と「ヴィレッジ」の交流が進む中でこうした点が明らかになることを願っている。

このアンケートが実施できたのは,文中にお名前を挙げさせていただいた方々の他,多くの方々のご協力のお陰です。特にアンケートに応じて下さった「やどかりの里」と「ヴィレッジ」のメンバーの皆様に厚く御礼申し上げます。

文　献

1) Campbel, J., Schraiber, R. et al. : The Well-Being Project : Mental health clients speak for themselves. The Net Work of Mental Health Clients, Sacramento, 1989.
2) 白石弘巳,山口一,野中猛,他:精神分裂病の家族に対する心理教育の一技法:テストと答え合わせの授業を擬して.家族療法研究,13 ; 130-139, 1996.

第6章

エンパワーメントの実現に向けた実践
―― 海外旅行を例として

1. はじめに

　平成7年度，日本人の海外出国者は1,500万人を越えた。そして，遅ればせながら視覚障害者や車椅子利用者，腎透析を受けている人など，さまざまな障害を持つ人たちがお互いに支えあい，支援を受けながら海外旅行に出かけるようになってきた。平成7年の障害者プラン（ノーマライゼーション7カ年計画）でも，「わが国にふさわしい国際協力・国際交流を」と謳われている。ところが，精神保健の分野では，海外旅行が精神症状の発生や再発の危険因子であるという観点からの報告はあっても，精神障害を持つ人々にとっての海外旅行の肯定的意義を主題とする報告はほとんどなかった[1-3, 8-9, 12, 13]。

　筆者は，1996年5月12日から22日まで埼玉県大宮市のやどかりの里やどかり研修センターがロサンゼルス精神保健協会などの支援を受けて企画した日米の精神障害者の相互交流のための旅行（「メンバー交歓会，於ロサンゼルス」）に精神障害に罹患しデイケアなどに通所中の6名の参加者とともに参加する機会を得た。期間中，精神障害者メンバーの集会に参加したり，その援助を受けて3日間の船上キャンプやメンバー宅へのホームステイなどを経験するなど，参加者だけでなく筆者にとっても有意義な旅行であった。

2. 研究の目的

「メンバー交歓会, 於ロサンゼルス」の経過を, 企画, 日程, 参加者の行動, 状態, 変化, および同行した援助者の役割, などについて総合的に明らかにし, 精神障害者の海外旅行の意義について文献的考察を交えて検討し, その際援助者の果たすべき役割に関して, エンパワーメント・アプローチの観点から検証することを目的として本研究を行った。

3. 研究の方法

1) 企画

この企画は, やどかりの里とロサンゼルス郡精神保健協会が運営しているロングビーチ市の精神保健施設「ヴィレッジ」が1995年以降専門家研修などを通じて交流を持ったこと[7,15]が発端となり, やどかり研修センターとロサンゼルス郡精神保健協会が, 相互にメンバーによる交歓旅行を行うことに合意して実現した。その第1回目として日本のメンバーが1996年5月12日から22日まで渡米し, 1996年10月にアメリカのメンバーが来日することになった。

旅行の具体的な実施計画は, やどかり研修センターがロサンゼルス郡精神保健協会および現地の患者団体である「プロジェクトリターン・ザ・ネクストステップ」と連絡を取り合い立案した。精神疾患に罹患し各地の精神保健施設などに通所中のメンバーの参加を募った。なお, 参加費用は昼食など個人が負担するものを除いて19万円であった。これはアメリカの精神障害者や精神保健協会の協力を最大限に得られたための破格の設定であったという。

2) 参加者

応募者は6名（男性5名, 女性1名）であった。年齢は20歳代5名, 30歳代前半1名, 居住地は東京1名, 埼玉県4名, 中国地方1名であった。埼玉県の4名はお互い面識があったが, 他の参加者は初対面で, 特に中国地方からの

参加者は旅行当日に初めて他の参加者と顔を合わせた。所属は，公営デイケアの現役メンバー3名，その卒業生1名，地域の作業所のメンバー2名であった。1名を除いて精神科入院歴があり，全員が医療機関に通院中であった。参加者のうち海外渡航歴があったのは2名で，1名は精神保健の研修旅行，他の1名は単独で一般のツアーへの参加歴があった。応募者の経過や現症などを検討し，海外旅行に耐えられると判断された場合，各主治医から今回の旅行についての了解と，同行スタッフに対する処方や留意事項などの情報提供を得て正式決定とした。

3) 同行スタッフ

やどかりの里のケースワーカー1名と筆者が同行した。同行スタッフから，旅行の全体的な企画面については主催者が責任をもつが，旅行中の個別的な事故については個々の参加者が責任をとるべきであることは一般旅行の場合と同じであると説明し了解を得た。また，同行スタッフは，自らも旅行を楽しむが，旅行中求められれば自己の専門領域も含め，可能な範囲で援助を惜しまないという姿勢を伝えた。

また，現地で「プロジェクトリターン・ザ・ネクストステップ」のメンバーや精神保健協会およびアジア人のための精神保健サービス機関などの日本人を含む専門家からも旅行遂行上の援助を受けた。

4. 結　果

1) 旅行
①準備・打ち合わせ

出発前に3回，やどかりの里に中国地方以外の参加者に集まってもらい，準備・打ち合わせを行った。第1回目は，自己紹介や研修センター事務局からの旅行の日程や海外旅行時の注意事項を説明し質問に答えた。第2回目は，アメリカでのホームステイ先を相談の上決定し，改めて参加者の家族にも旅行の説明を行った。第3回目は，アメリカから旅行を支援してくれる日本人スタッフ

表1　第1回日米メンバー交歓会日程

5月12日	（日）	日本出発，ロサンゼルス到着
		ロサンゼルス市内観光
13日	（月）	「エンパワーメント　ナウ！」への参加
14日	（火）	カリフォルニア・デルタに出発
		船上キャンプ
15日	（水）	同上
16日	（木）	同上
17日	（金）	ロサンゼルスに帰る
		メンバー宅にホームステイ
18日	（土）	同上
19日	（日）	「ヴィレッジ」にて交流
20日	（月）	観光
		さよならパーティー
21日	（火）	帰国
22日	（水）	日本着

が来日した機会をとらえ，すでに「ヴィレッジ」に行った専門家たちとも会食を行った。

その他，パスポートの取得などの旅行の準備は参加者自身が行った。

②日程

表1に日程表を示した。以下，アメリカの精神障害者との交流を中心に旅行中の出来事を振り返る。

1)「エンパワーメント，ナウ」：第2日目，ロサンゼルス市内で行われた「エンパワーメント，ナウ」と名づけられた集会に参加した。これは，「プロジェクトリターン・ザ・ネクストステップ」が自主的に年一度開催する精神障害者の大集会である。参加者は300人以上で，「プロジェクトリターン・ザ・ネクストステップ」のメンバーの他，ロサンゼルス郡内の医療機関に通院する当事者も少なからず参加していたようだった。内容は，午前中が教育，希望，家／ホームレスなどのテーマ別に当事者が自分たちの気持ちや意見，活動を思い思いに発表するセクション，午後はかねて練習してきた歌やスタンツなどを楽しむセクションであった。日本からの参加者は，盛大な拍手で迎えられ，1人ずつ数分間，用意した自分のメッセージを発表する機会を与えられた。はじ

第6章　エンパワーメントの実現に向けた実践　57

めは緊張のため及び腰であった参加者も，結局全員が自分の闘病生活などについて堂々と発表した。中には，英語で発表して喝采を博した参加者もいた。休み時間には，多くのアメリカの当事者が親しげに話しかけてきて，一緒に写真に収まったり，住所を教え合ったりという和やかな交流が展開された。また，発表に感激したとアメリカの当事者からプレゼントをもらった人もいた。何人かの日本の参加者は，昼食時間に前に出て日本の歌を熱唱した。

　2）船上キャンプ：第3日目から3泊4日間，「プロジェクトリターン・ザ・ネクストステップ」のメンバーの船上キャンプに参加させてもらった。自動車で約7時間かけてサクラメントの近くの水郷地帯カリフォルニア・デルタまで行き，ハウスボートと呼ばれる10人乗りのキャンピングボート3隻に日本人3人，アメリカのメンバー約6人の割合で分乗した。昼はデルタを航行し，夜は停泊地で自炊し，各自寝袋で睡眠をとるという生活であった。特別なスケジュールはなく船ごとにトランプゲームや折り紙，あるいは共通に知っている歌を見つけて歌合戦を行い，疲れると休んだ。日本から持参した楽器を演奏した参加者もいた。言葉でのコミュニケーションが十分でない場合でも，お互いが分かり合おうと努め，和気あいあいとした交流が行われた。アメリカのメンバーは皆親切で，たとえば寝袋を使って眠る際には，良い寝場所を日本の参加者に提供してくれた。

　3）「ホームステイ」：第6日目，ロサンゼルスに戻り，ホストとなってくれた「プロジェクトリターン・ザ・ネクストステップ」のメンバーと夕食時に合流し，それぞれのホストファミリーの家に宿泊した。以後2日間，参加者はお互いに分かれ，それぞれ1人でホストファミリーの家で過ごした。この間，同行スタッフは電話でいつでも連絡を受けられるように待機した。ホームステイ第2日は，日本の参加者が希望する場所へホストが同伴し，観光しながら交流を行った。ディズニーランド，ドジャースタジアム，近くの海岸散歩，美術館，一緒にビデオ映画鑑賞などと，過ごし方は思い思いであった。

　4）「ヴィレッジのリトリート」：第8日に日本の参加者はロングビーチの精神保健施設「ヴィレッジ」で再会し，「リトリート」と名付けられた「ヴィレッジ」メンバーの集会に同席した。主な話題は，大統領選挙のための選挙人登

録をすることの重要性についてのビデオ上映と話し合いであった。ここでも，日本の参加者のための時間を設けてくれ，1人ひとりが挨拶を行った。

　5）その他：旅行期間中，ロサンゼルス精神保健協会などの尽力で，歓迎の夕食会や懇談会，「さよならパーティー」が開催された。特に「さよならパーティー」はリトル東京の中華レストランに，これまで面識を得た人，世話になった人たちが集まってくれ，盛大に行われた。席上，参加者は「プロジェクトリターン・ザ・ネクストステップ」のメンバーから船上キャンプにちなんで船長の帽子と額に入った参加賞が贈られ，秋の日本での再会を誓い合った。

　また，日本の参加者だけで「ユニバーサルスタジオ」観光を楽しんだり，免税店で家族や知人のためのおみやげを買い込むなど，スケジュールをやり繰りして「普通の旅行」を味わう時間をもった。

③参加者の状態

　1）精神身体的な側面：出発前に体調を崩した人はいなかった。

　往きの飛行機の中では「ほとんど眠れなかった」と話す参加者が多かった。ロサンゼルスに朝到着して，時差を克服するためにその日の夕方まで市内観光をしたので，夕食時には食べながら寝てしまいそうな参加者もいた。その後も，睡眠は旅行期間を通じて参加者の関心事であり，「寝られたかどうか」が挨拶代わりになった。時差の影響に加えて，物理的環境変化（船上キャンプ）や精神的緊張（単独でホームステイ）などによる不眠が懸念されたが，多くの参加者は，不眠時追加薬を服用したり，日中車中や船上で適宜午睡するなどして乗り越えた。

　1人の参加者は緊張が強く，不眠，食欲不振や「耳鳴りのような幻聴のようなものが聞こえる」ことが続いた。特に，ホームステイ時，観光に出た先で不調を訴え，ホストの家に引き返した。そこで，ホストが取り次ぎ同行スタッフと電話で善後策を相談した。約20分間の電話で「頭が混乱する」「自分がやっていることの実感がわからない」「ホストに迷惑をかけて済まない」などの訴えがなされたが，最終的にホストの家で一晩休むという本人の決断をスタッフも支持した。その晩，ホストの細かい配慮を得て，休養をとることができ，危機を脱することができた。

このエピソードを除いて，精神症状が問題となった参加者はいなかった。

2）参加者の生活技能とコーピング：参加者の生活技能は，旅行中随所に遺憾なく発揮された。かつてトラックの運転手や料理店で働いたことがある参加者の船上キャンプでの船の運転技術や調理の腕前をはじめ，トランペットの演奏やトランプ占いなどの技術，映画，野球，音楽などに関する豊富な知識など参加者は自分の持ち味を自然に発揮していた。対人場面での振る舞いは，はじめこそためらいがちであっても，ひとたび緊張が解けると，逆に物怖じせず，共通の話題を探し出そうと，たとえ片言でも英語を駆使して積極的にコミュニケーションを図るようになり，すぐに肩を抱き合ったりするほど打ち解けてしまう場面が一度ならず見られた。

また，服薬，適宜の休息といった基本的な自己管理については言うまでもなく，参加した参加者の状況に対する効果的なコーピング行動と考えられるものが認められた。それはやや多弁と思えるくらい冗談を言い合う，該博な知識を披露し周囲の興味を引いたり笑わせたりする，自分の過去の体験を詳細に語る，薬の効き目，副作用に関して些細と思われるようなことをあえて質問したり，「今晩眠れますよね」などと確認を求める，などである。これらは，自覚の有無はともかくすべて対人的な交流を求めるものであり，筆者らもその相手になることが多く，専門家として同行して多少なりとも役に立てたと思われた点である。

2）帰国後

帰国直後，疲れが出て，1週間程度デイケアなどを休んで静養した人が若干名いたようであるが，再発ないし旅行前よりも精神症状が悪化した人は1人もいなかった。6月6日，やどかりの里で研修旅行の振り返りを行った。このときは，中国地方の1名を除き全員が参加した。旅行の印象は，「病気になったので，外国に行くことを一時は諦めかけたが行って来られてよかった」「交流会でアメリカの当事者の前で話して拍手喝采を受けたことがうれしかった」「今回は，交流の目的を果たして，楽しい思い出ばかり」「旅行中は辛いと思っていたが，終わってみるといい体験をしたと思える。日本にいるとき悩みがあ

ったのを持ち込んでしまった」「アメリカの障害者の自立のあり方を実際に見てこれたことがよかった」などであった。体験談は盛り上がり，口々に「日本に帰って来たくなかった」「また行きたい」などと語られた。6月25日には報告会が開かれ，約50人の精神障害者や専門家を前に，各自の体験をスライドを交えて発表した。中国地方からの参加者は，地元のラジオ放送に出演したとのことであった。

10月中旬には，アメリカから6名のメンバーとスタッフ2名が日本にやってきた。やどかりの里に宿泊中，関東の旅行参加者4名がボランティアで浅草などへの観光の同伴をかってでてくれた。再会時は，さながら学校の同窓会のような雰囲気であった。

現在，旅行の参加者たちは，所属していたところで活発に活動する人のほか，アルバイトをしたり，次の活動を模索する人など，それぞれが自分の道を着実に歩んでいるように見える。長期的に見て海外旅行に参加したことの悪影響は特にないと思われた。

5. 考　　察

1）障害者と海外旅行

海外旅行は，戦後しばらく一般人にはかなわぬ夢であった。海外旅行が自由化された昭和39年に日本交通公社が企画した16日間のヨーロッパ旅行の代金は，大卒年収の2年分にも及んだという。その後，海外旅行者は急カーブを描いて増え続け，昭和61年に500万人，平成2年に1,000万人，平成7年に1,500万人を越えるに至っている[11]。

最近では，障害者の海外旅行が盛んに行われるようになり，朝日新聞のCD-ROMで障害者と海外旅行をキーワードとして検索すると，「アジアの仲間と歌おう　韓国で来月，障害者の音楽祭」（1993. 9. 4），「人工透析患者の海外旅行が急増」（1993. 9. 18），「ハワイ楽しかったょ，栃木の知的障害者ら100人が旅」（1995. 6. 19），「視覚障害者の海外旅行　盲導犬連れやキャンプ」（1995. 7. 19）など，知的障害者，慢性腎不全，身体障害（車いす利用者），視覚障害

者らが，ボランティアや旅行社の支援を受け，団体で海外旅行した記事が得られる。また，障害者の海外旅行を支援する団体の活動（「もっと優しい旅への勉強会」(1992. 1. 27)，「アクセス愛知」(1992. 2. 13)，ガイドブック（「障害者アクセスブック・海外旅行編」(1992. 3. 15)），講演会（「講座触る海外旅行：視覚障害者のための地球旅行術」(1995. 4. 20)）などを紹介する記事も散見される。

一方，「まだまだ大変，障害者の海外旅行」の見出しで，脳血管障害後遺症の患者59名の3泊4日の中国旅行の期間中の諸苦労が紹介されたり（93. 6. 11，名古屋版），この記事に先だって，障害者と旅行をともにした一般旅行者からの苦情を理由に，JTBは障害者と高齢者に障害手帳のコピーや健康状態のアンケート，さらに同伴者が介助に責任を持つことを明記した文書の提示を求めることにしたが，異論が強く，実施を中止したこと（1993. 2. 19）や，「米国研修8日分の生活扶助カット，車いす男性怒る，埼玉県・鴻巣市」の見出しで，法律上海外旅行中の生活保護費がカットされたこと（1992. 10. 6）などが記事となっている。障害者が海外旅行をする環境は，まだ決して十分整っていないと言える。

2) 精神障害と海外旅行

これまで海外旅行した経験を持つ精神障害者は，決して少なくないと思われる。また，比較的早くから専門家とともに，あるいは仲間同士で海外研修に出かける精神障害者の活動も知られている[4]。しかし，調べ得た範囲では，そうした活動が新聞などで報じられたことはまだない。

この主題に関する文献については，吉松が詳しい総説を書いている[16]。これまでに出された報告として，たとえば，古くは，島崎と高橋による在アメリカ日本人留学生の精神病発生の報告[9, 10]，稲永らの米国留学経験者に対するアンケート調査 (1965)[3]，上田によるドイツ政府奨学生に対するアンケート調査 (1984)[12] などがある。一般人の海外渡航が増加し始めた1983年には，植本らがフランス，パリ地区で発生した日本人精神障害者28例について報告している[13]。また，最近太田が同地区で，1980年から1996年3月までに683件の受

診・相談があったことを報告している[8]。その他，福田による，旅行中に精神障害を発症した2症例の報告[2]や，江川らの海外への語学短期研修時の不適応者の報告[1]もある。これらを通覧して，海外旅行が当事者にとっての危機回避の手段たりうるとの指摘はされても，ほとんどの場合主題は，海外旅行による精神症状ないし不適応の発生ないし再発の危険性の問題に当てられていた。その典型例として，植本[13]や福田[2]の論文では「旅行精神病」という特別の述語が紹介されている。

たしかに，旅行，特に海外旅行が精神保健上好ましくない結果を生むことがあるのは事実であろう。しかし，逆に旅行が好影響をもたらす可能性についてももっと関心を払う必要があるのではないだろうか？ また，仮に危険があるとしたらどのような注意をし，どのような援助を行えば無事に旅行に行って来られるのかを考えることが今日的課題なのではないだろうか？

3)「メンバー交歓会，於ロサンゼルス」の経験

今回の「メンバー交歓会，於ロサンゼルス」は，かなりのハードスケジュールであった。3分の2の参加者にとって初めての海外旅行であったばかりでなく，アメリカの当事者の会議への参加や発言，船上キャンプでのアメリカの当事者との生活，寝袋での就眠，たった1人でのホームステイ，と緊張を強いられる場面が多く予想され，日程的にも慌ただしい旅行であった。結果的に大きな事故もなく，やや調子を崩しかけたことが周囲からも明らかだった参加者は1名のみと少なかったが，われわれの気づかぬ危機がこのほかにもなかったとは言えない。また，今回は旅行のストレスには強い人，症状が十分回復した人が参加したから，たまたま大過なく行って来られたに過ぎないのかもしれない。こうした点について配慮する重要性を十分念頭に置きつつ，今回の旅行の意義について述べてみたい。

今回の旅行の意義として考えられることを表2に示した。

一言で言えば，自分の慣れ親しんだしがらみを離れ，異質なもの，新奇なものに出会うのが旅行の醍醐味であろう。今回の旅行の参加者は，アメリカへ行きその文化に触れるとともに，アメリカの精神障害者，精神保健専門家に出会

第6章 エンパワーメントの実現に向けた実践

表2 「メンバー交歓会，於ロサンゼルス」

精神障害者にとって	旅行を楽しんだ アメリカ人や日本の専門家と親しくなった 日本とは，異なる生き方，考え方に触れた ストレスを乗り越えた達成感を得た
同伴した専門家にとって	ノーマライゼーションを実体験した 参加した精神障害者の力や強さを感じた 専門家の援助のあり方について考える機会を提供した
家族にとって	精神障害者の力を見直した
アメリカの精神障害者にとって	日本人との交流という新たな楽しみを発見した

った。さらに言えば，日本人の精神保健専門家とも，旅行の同行者として改めて出会ったわけである。こうした異質なものの中で，自分をのびのびと開放し，気持ちよく過ごせたとしたら，それこそノーマライゼーションと呼ぶにふさわしい体験であったに違いない。

参加者が得たものは1人ひとり異なると思われるが，共通するものはノーマライゼーションの体験を背景とする「自分にも海外旅行ができた」という達成感であろう。旅行計画の大枠こそ専門家が立てたものであるが，参加者は皆それぞれ目的を自覚し，選択できるところは自分で選び取って行動した。調子を崩しかけた参加者にとっても同様で，辛さの中で孤立せず，周囲に相談しながら危機を乗り越えたという主体的体験は大きな意味を持つと考えられる。

また，筆者が旅行期間中に観察したコーピング行動や，新しい知己を得，人前であいさつし，意見を述べるという能動的社会行動は，強化や汎化されて，帰国後の生活に好影響を与える可能性があるように見える。その意味では，海外旅行は実地の生活技能訓練だったと言えるかもしれない。

今回の旅行は専門家として同行した筆者にとっても，大きな意義があった。まず第一に，もしこの旅行が当事者にとってノーマライゼーションを体験する機会であったとすれば，専門家にとっても同様であったということである。筆者は，旅行中，特に後半になると精神障害を持った人の援助をするために自分が旅行に同伴しているという意識が非常に希薄になり，一緒に楽しみ，パートナーとして付き合っていると感じた。当初役割として想定した多少の経験と語

学力を活かして援助することが常に重要というわけではなく，むしろ当事者のコミュニケーションの取り方から学ぶ必要さえ感じた．今回の旅行では，そうした当事者の強みを数多く発見し，変化・成長する様子をかいま見ることができた．

逆に，専門家として実際に多少とも果たした役割は，いつも傍らにいることで，援助を求められたときに即応できたことであろう．参加者が求める援助は些細なものであることが圧倒的に多かった．援助者が，こうした訴えをその場でよく聴き，誠実に対処することが，参加者の不安や緊張を克服し，さらに大きな問題に発展することを防止するもっとも効果的な方法であることを実感した．

4) 海外旅行とエンパワーメント

「メンバー交歓会，於ロサンゼルス」の参加者と同伴スタッフが体験したことを，エンパワーメントの視点から考察してみたい．

エンパワーメントとは，バーバラ・ソロモンの1976年の著書『黒人のエンパワーメント：抑圧されている地域社会におけるソーシャルワーク』以来，ソーシャルワーク実践の鍵概念として盛んに用いられるようになってきた述語である．それは，「スティグマ化されている集団の構成メンバーであることに基づいて加えられた否定的な評価によって引き起こされたパワーの欠如状態を減らすことを目指して，クライエントもしくはクライエント・システムに対応する一連の諸活動にソーシャルワーカーが関わっていく過程である」と定義される[5, 6]．

このエンパワーメント・アプローチの大きな特徴の1つは，クライエントを病理や弱さの側面から見るのではなく，健康や強さの側面を重視することである．今回の参加者は，旅行期間中，少なからぬストレスに直面することを通じて，むしろ主体的な行動力を発揮することができた．しかも，少なくとも今回の参加者に関しては，旅行中の体験が，その後の人生にも肯定的な力を与えているように見える．これまで筆者は，ストレスを回避して再発を予防することが統合失調症患者の生き方の心得と考えてきたので，出発前，今回の「強行

軍」の旅行計画には不安を抱いた。しかし，実際に旅行中の当事者の行動をつぶさに見て，精神障害者が生活者として回復するためには，自分自身の課題を一定のストレスに打ち克ちながら実現していくプロセスが必要なのではないかと感じた。

こうした過程は，破壊的な侵襲を防御し，あるいは疾病過程の修復に向かって作動する患者自身の生物学的，心理学的メカニズムを強化することを重視する八木らが提唱する統合失調症の治療哲学（「ネオ・ヒポクラティズム」[14]）に照らして，有効な治療的意義を持つものであると考えられる。

エンパワーメント・アプローチの第二の特徴として，当事者と専門家の関係をパートナーシップと見ることが挙げられる。これは，当事者と専門家の区別自体を否定せず，専門家が主役は当事者であることを認め，当事者の力を信じるという関係であるとされる。今回の旅行期間中に，専門家が果たした役割は，旅行という共通の目的を遂行しつつ，傍らにいて必要なときに小さな援助（助言）などに応じるというだけのものであったが，これをパートナーシップのあるべき姿の1つと見ることは決して無理ではあるまい。

そして，第三にエンパワーメント・アプローチは上述の当事者と援助者のあり方が，当事者に対して抑圧的な社会制度の影響を減じるような力を持つことを目指している。今回の旅行は，もとより社会改革を掲げる政治的スローガンのもとに行われたものではなく，参加者が当たり前の普通の旅行を楽しむことを意図したものである。しかし，この旅行が成功裏に行われたことは，心配を振り払って送り出した家族の人たちを少なからず力づけたことであろう。また，旅行を支援してくれたアメリカの当事者にとっても，元気のでる出来事であったに違いない。そして旅行の経験を知るようになる第三者に対して，精神障害者の力や専門家の援助のあり方について考える機会を提供することを通じて，いつか何らかの力となって実を結ぶかもしれない。少なくとも筆者は，「とるに足りない個人のささやかな行動ともいえる旅行が，じつは社会を動かす大きな力を秘めている」[11]ことを実感している。

以上，当事者が専門家と行った今回の海外旅行が，エンパワーメント・アプローチの一事例として理解できることを述べた。海外旅行は，当事者，専門家

双方にとって非日常的な体験であり，この経験からただちに日常的なエンパワーメント・アプローチの実践論が一般化されるわけではない。しかし，逆に非日常的であるがゆえに，一時的に成立する当事者と専門家の関係の中から力が生み出されるとしたら，海外旅行が本当に日常的となるまでの間，この力を積極的に活用しない手はあるまい。

6. おわりに

精神疾患に罹患した日本の当事者6名とともに，アメリカに約10日間滞在した経験について報告した。この旅行が参加した当事者にとって有意義であったこと，その際の専門家の援助のあり方をエンパワーメント・アプローチの観点からとらえることができることについて述べた。

しかし，海外旅行はまだ当事者にとっても少なからぬ負担がかかる活動であることは事実である。今後，経験を積み重ねるとともに，当事者が海外旅行に際して留意すべきことをさらに明らかにしていくことが望まれる。

稿を終えるにあたり，今回ともに海外旅行の体験を分かち合うことができた6人の当事者の方と，やどかりの里の増田一世さんに御礼申し上げます。また，旅行の計画を練られアメリカの当事者や専門家と連絡調整を行って下さったやどかり研修センターの児玉洋子さん，やどかりの里谷中輝雄理事長，多大のご協力をいただいたアメリカの当事者や専門家の方々，さらに，幾多のご助言をいただいた埼玉県立精神保健総合センター野中猛先生に厚く御礼申し上げます。

なお，この論文の一部は，第12回日本精神衛生学会大会で発表した。

文　献

1) 江川緑：日本青年の短期海外研修：異文化体験と精神衛生．国際政治，87；124-138, 1988．
2) 福田一彦：旅行精神病について．精神医学，29；691-695, 1987．
3) 稲永和豊，土屋直裕，長谷川一夫，他：米国における日本留学生の生活適応：精神医学的立場よりの考察．精神医学，7；413-418, 1965．
4) JHC板橋ユーザー会議記録集（1994年版）
5) 北野誠一：ヒューマンサービス，エンパワーメントそして社会福祉援助の目的．ソーシャルワーク研究，21；108-119, 1996．
6) 小松源助：ソーシャルワーク実践におけるエンパワーメント・アプローチの動向と課題．

ソーシャルワーク研究, 21 ; 76-82, 1995.
7) 野中猛, 谷中輝雄：特別報告ヴィレッジ実践の検証：問い直されつつある援助の方法. 響き合う街で（改題：精神障害と社会復帰), 38 ; 20-46, 1996.
8) 太田博昭：海外渡航者のメンタルヘルスとその対策：フランス・パリ地区における11年間の臨床統計. 精神神経誌, 98 ; 657-666, 1996.
9) 島崎敏樹, 高橋良：海外留学生の精神医学的問題（その1）：留学中の精神障害例ことに精神分裂病とうつ病について. 精神医学, 9 ; 564-571, 1967.
10) 島崎敏樹, 高橋良：海外留学生の精神医学的問題（その2）：A. F. S. 交換高校生の滞米中の自覚症状. 精神医学, 9 ; 669-672, 1967.
11) 白幡洋三郎：旅行のススメ：昭和が生んだ庶民の「新文化」. 中央公論社, 東京, 1996.
12) 上田宜子：西ドイツの場合：中学生を中心に. 社精医, 7 ; 8-15, 1984.
13) 植本雅治, 森山成, 大西守, 濱田秀伯, 他：パリ地区における邦人の精神障害："病的旅"および放浪について. 精神医学, 25 ; 597-605, 1983.
14) 八木剛平, 白波瀬丈一郎：精神疾患における自然治癒力と自己治療行為（Coping）：ネオヒポクラティズムの視点から. 精神科MOOK（臨時増刊号：精神科領域における薬物療法), pp. 9-25, 金原出版, 東京, 1989.
15) 谷中輝雄：特集生活支援の理念と方法を深める：1. やどかりの里とヴィレッジの交流を通して. 響き合う街で（改題：精神障害と社会復帰), 39 ; 2-5, 1996.
16) 吉松和哉：海外移住と精神障害. 精神医学大系年刊版 '89-B, pp. 193-212, 1989.

第Ⅱ部
地域生活支援における当事者と支援者の関係

第7章

パートナーシップとは
―― アンケート調査による
　　「やどかりの里」と「ヴィレッジ」の比較

1. はじめに

　カリフォルニア州ロングビーチ市の精神保健施設「ヴィレッジ」は,「やどかりの里」と似ている点が少なくないと言われる。

　スタッフのあり方,特にスタッフとメンバーの関係についてはどうであろうか?「ヴィレッジ」では,スタッフとメンバーは「大人と大人の関係」「人間としてはあくまでも平等であるが,対等ではない」などと説明され[2],一方,「やどかりの里」ではスタッフは「より仲間に近い存在,パートナーであることを目指している」とされる[3]。「ヴィレッジ」のスタッフは精神保健協会の倫理基準[2]と「ヴィレッジ」の理念に忠実であることを求められているのに対し,「やどかりの里」では「理念に反対する人は辞めてくれ,とはとても言えそうもない」のが実状であった[3]とのことである。「やどかりの里」と「ヴィレッジ」では似ている点もありそうだが,似ていない点もありそうである。

　この問題に関してさらに相互理解を深めるために,「ヴィレッジ」がスタッフの採用や研修の際に用いている「倫理面でのジレンマ」に関するアンケートを使用し,「やどかりの里」と「ヴィレッジ」のスタッフが具体的な状況でどのように対応するかを比較検討してみた。

2. 対象と方法

アンケートは「ヴィレッジ」のデイビッド・ピロン氏らによって英語で作製されたものである。これを，ロサンゼルス精神保健協会の秋吉光雄氏に日本語に翻訳していただいた。アンケートは表に示した20設問から成り，回答は各設問について「いつもだめ」「時々OK」「ほとんどOK」「いつも（OK）」の4選択肢からの択一式とした。また，各設問について「施設としての基準があった方がいいと思うか」どうかを尋ねた。

このアンケート記入を，「やどかりの里」「ヴィレッジ」の全スタッフ，1997年1月の「ヴィレッジ」への研修旅行参加者（以下，「研修旅行参加者」），および「ハートピアきつれ川」で行われた「平成9年度社会復帰施設指導員研修会」の日本人参加者（以下，「指導員研修会参加者」）に依頼した。ちなみに，「研修旅行参加者」と「指導員研修会参加者」には，日本のさまざまな地域の医師，看護師，保健師，臨床心理士，精神科ケースワーカー，作業所等の精神保健施設指導員，精神障害者本人，その家族など，さまざまな職種，立場の方々を含む。施行時期は，「やどかりの里」「ヴィレッジ」「研修旅行参加者」については1997年1月，「指導員研修会参加者」については1997年7月22日であった。配布と回収には，児玉洋子氏，ピロン氏，秋吉氏らのご協力を得た。

結果は，「やどかりの里」と「ヴィレッジ」および「研修旅行参加者」と「指導員研修会参加者」を合計した「他の日本人」の3群に分けて表示した。統計検定が必要な場合は「やどかりの里」対「ヴィレッジ」，「やどかりの里」対「他の日本人」に対してχ^2検定を行った。有意差が見られた場合，その有意水準を，表の「ヴィレッジ」「他の日本人」の回答欄にそれぞれ，*** ($p<0.001$)，** ($p<0.01$)，* ($p<0.05$)，+ ($p<0.10$) で示した。空欄は有意差が得られなかったことを示す。

3. 結　　果

　回収数は「やどかりの里」17,「ヴィレッジ」20,「他の日本人」44（「研修旅行参加者」19,「指導員研修会参加者」25）であった。「やどかりの里」と「ヴィレッジ」の回収率はそれぞれ63％, 54％であった。

　回答の集計結果を表1に示した。表の右端の「必要」と書いた欄に, 施設としての基準が必要と回答した人数を示した。

　以下, 1. スタッフの対応と, 2. 施設としての基準の必要性に関して結果を分析する。

　なお, アンケートの個々の設問に言及するときには, 設問に付した番号を用いた。

1) スタッフの対応について
①「やどかりの里」対「ヴィレッジ」の比較

　「やどかりの里」と「ヴィレッジ」の間で有意差が見られた設問は, 1, 2, 4, 5, 7, 8, 13, 14, 17の9つであった。このうち,「ヴィレッジ」が「やどかりの里」に比べて許容度が低い回答が多かったのは, 4（スタッフとなった「元メンバー」と現メンバーのデート）, 8（メンバーのアルコール摂取）, 13（下品なジョークに対する対応）の3つであった。逆に「やどかりの里」が「ヴィレッジ」に比較して許容度が低い回答が多かったのは, 1（帰るメンバーを同乗させる）, 2（メンバーに自分の信仰を語る）, 5（メンバーのスタッフに対する悪口の同調する）, 7（メンバーに少額の金を貸す）, 14（メンバーに自分の悩みを話す）, 17（メンバーに私用を頼んで報酬を払う）の5つであった。

　次に,「やどかりの里」と「ヴィレッジ」の間で有意差が見られなかった設問は, 3, 6, 9, 10, 11, 12, 15, 16, 18, 19, 20の11であった。これらをその内容から, 行うべきではないこと, 許容範囲と考えられること, の2つに大別してみると, 前者には, 3（自宅の電話番号を教える）, 6（勤務時間以外の時間に会う）, 9（プライバシーについて語る）, 10（他のスタッフの問題に

表1 アンケートの回答の集計結果

設問		いつもだめ	時々OK	ほとんどOK	いつもOK	無回答	検定	必要
1. メンバーが家に帰るのであなたの車に乗せて欲しいと言う。	やどかり	12	5	0	0	0		7
	他日本人	9	19	9	4	3	**	14
	ビレッジ	0	8	10	2	0	***	9
2. 生きていることに悩んでいる当事者が，あなたの人生哲学を聞きたがっています。あなたは，自分の信ずる宗教について話しますか。	やどかり	9	4	2	0	2		3
	他日本人	8	17	8	8	3	*	9
	ビレッジ	0	7	10	3	0	***	1
3. そのメンバーを信用しています。自宅の電話番号を教えますか。	やどかり	5	8	2	1	1		7
	他日本人	16	10	3	12	3	*	19
	ビレッジ	5	10	5	0	0	*	1
4. スタッフとして雇われた「元メンバー」が，プログラムに参加しているほかのメンバーとデートしたがっています。	やどかり	3	3	2	8	1		4
	他日本人	17	11	9	4	3	*	14
	ビレッジ	12	4	3	1	0	*	14
5. メンバーが，あなたの同僚の悪口を言っています。彼女の意見に賛成です。それを言いますか。	やどかり	16	0	0	1	0		2
	他日本人	28	9	2	1	4	+	9
	ビレッジ	13	7	0	0	0	*	2
6. メンバーが，あなたの仕事が終わってから会いたいと言っています。彼／彼女と会いますか。	やどかり	6	8	2	0	1		4
	他日本人	19	12	4	6	3		20
	ビレッジ	3	10	4	2	1		6
7. 信頼の置けるメンバーが，$2.00貸して欲しいと言っています。あなたは，貸しますか。	やどかり	9	3	3	2	0		8
	他日本人	20	13	4	4	3		17
	ビレッジ	7	11	2	0	0	+	7
8. 週末にビールぐらい飲んだってOKだと言っています。あなたもOKだと思います。そう言いますか。	やどかり	1	1	5	9	1		0
	他日本人	1	16	14	8	5	*	11
	ビレッジ	2	11	4	3	0	*	2
9. メンバーに，あなたのプライベートなことや，配偶者との言い合いのことなど話しますか。	やどかり	8	7	1	1	0		1
	他日本人	10	25	2	4	3		10
	ビレッジ	7	10	3	0	0		2
10. アルコール中毒回復途上であることを公にしているスタッフが，また飲んでしまい，仕事に支障を来しています。心配しているメンバーと話し合いますか。	やどかり	2	8	2	3	2		4
	他日本人	7	13	7	15	2		13
	ビレッジ	8	10	1	0	1		3

第7章 パートナーシップとは

設問		いつもだめ	時々OK	ほとんどOK	いつもOK	無回答	検定	必要
11. あなたはむしゃくしゃしているために落ち着きたくて，1人でお昼を食べようとしています。メンバーが来て，一緒に食べたいと言います。1人にさせてくれと言ってもいいですか。	やどかり 他日本人 ビレッジ	0 5 0	3 14 4	8 12 6	6 11 10	0 2 0		1 10 0
12. メンバーが教会を探していて，あなたの教会に行きたいと言います。OKですか。	やどかり 他日本人 ビレッジ	1 2 0	3 9 6	4 12 4	5 15 10	4 6 0		1 9 0
13. メンバーが下品なジョークで笑わせようとしています。おかしかったら，笑ってもいいですか。	やどかり 他日本人 ビレッジ	0 6 4	2 14 6	8 10 5	7 10 5	0 4 0	 + +	0 7 0
14. あなたは，人生に意気消沈しています。あなたが悲しそうにしているのを心配したメンバーに，話しますか。	やどかり 他日本人 ビレッジ	8 15 3	8 18 9	1 4 7	0 3 0	0 4 1	 +	1 11 1
15. メンバーが，首筋が凝っているのでマッサージして欲しいと言います。してあげますか。	やどかり 他日本人 ビレッジ	1 4 2	11 14 13	4 10 5	1 12 0	0 4 0		0 8 3
16. メンバーが，あなたとふざけたくて，抱き締めて欲しいと言います。してあげますか。	やどかり 他日本人 ビレッジ	5 20 10	10 11 7	2 6 0	0 3 0	0 4 0		0 7 1
17. メンバーが，もっとお金を稼ぎたいと言っています。週に一度，車を洗ってくれたら，お金を払ってあげようと申し出ますか。	やどかり 他日本人 ビレッジ	17 31 10	0 6 8	0 2 0	0 2 0	0 3 2	 **	7 14 11
18. メンバーが，テレビを買いたがっています。たまたま家に使っていないテレビがあるので，市価よりずっと安く売ってあげようと思います。	やどかり 他日本人 ビレッジ	10 11 15	4 10 4	1 10 1	2 6 0	0 7 0	 + 	7 14 9
19. とても性的魅力のあるメンバーが，あなたのプログラムに来なくなりました。しばらくして電話があり，あなたとデートしたいそうです。どうしますか。	やどかり 他日本人 ビレッジ	15 30 19	2 6 1	0 1 0	0 3 0	0 4 0		3 13 13
20. あなたは，アムウェイのサイドビジネスをしようと思っています。製品をメンバーに売りますか。	やどかり 他日本人 ビレッジ	16 33 17	0 4 2	0 1 0	0 2 1	1 4 0		8 15 11

ついて話し合う），15（メンバーにマッサージをしてあげる），16（ふざけてメンバーを抱きしめる），18（メンバーへの私物の安売り），19（メンバーとのデート），20（メンバーを対象にサイドビジネスを行う）の9つが該当し，後者には，11（昼食時のメンバー同席を断る），12（自分の教会を紹介する），の2つが該当すると考えられる。行うべきでない方に分類した設問は，さらに，「時々OK」が多い3，6，9，10，15，16と，「いつもだめ」が多数を占めた5，18，19，20に分けられた。「いつもだめ」が多数を占めた設問は，金銭的および性的な私的関係を持つこと，スタッフ間の一体性を損なうこと，に関するものであった。

② 「やどかりの里」と「他の日本人」の比較

「やどかりの里」と「他の日本人」の間で有意差が見られた設問は，1，2，4，5，8，13，18の7つであった。このうち，1，2，5，18については「やどかりの里」が「他の日本人」に比べて許容度が低い傾向があり，4，8，13については，逆に「やどかりの里」の方が「他の日本人」に比べ許容的であった。ちなみに，「やどかりの里」「ヴィレッジ」「他の日本人」の3群で，「やどかりの里」は1，2に対してもっとも許容度が低く，4，8に対してはもっとも許容的であった。逆に「ヴィレッジ」では1，2に対してもっとも許容的で，4，8に対してはもっとも許容度が低くなっていた。

2) 施設としての基準の必要性について

便宜的に，基準が必要であるという回答が4割以上を「多い」，2割以下を「少ない」として各設問を分類してみた。

① 「やどかりの里」と「ヴィレッジ」の比較

「やどかりの里」と「ヴィレッジ」で一致して「多い」グループは，1，17，18，20の4設問であった。一致して「少ない」グループに分類されたのは，2，5，8，9，11，12，13，14，15，16の10設問であった。両者で意見が一致した設問の数は14に上った。

また，3，4，19は「やどかりの里」と「ヴィレッジ」で不一致，すなわち一方が「多い」，他方が「少ない」グループに分類された。このうち，3は「や

どかりの里」が多く，4，19は「ヴィレッジ」が多くなっていた。
　②「やどかりの里」と「他の日本人」の比較
　「やどかりの里」と「他の日本人」で一致して多かったのは，3であった。逆に一致して少なかったのは，13，14，15，16であった。不一致に分類される設問は認められなかった。

4. 考　察

　アメリカのソーシャルワーカーの倫理規定（1979[1]）には，その責任性，インフォームド・コンセントの義務，秘密の保持や性的関係を持つことの禁止，などが書かれている。ポイントは，職業人としての義務を果たすことと，その権限を濫用しないことである。
　今回の調査結果を見ると，メンバーとの商取引や性的関係などの重要な点に関しては，「やどかりの里」と「ヴィレッジ」は倫理規定を踏まえる立場で一致していた。
　また，施設としての基準の必要性について，実に7割に当たる14の設問で意見がほぼ一致した。「やどかりの里」と「他の日本人」では，5つの設問で一致を見ただけであったから，施設運営の勘所について，「やどかりの里」は立場の違う日本人の平均よりも「ヴィレッジ」に近いと言えるかもしれない。
　にもかかわらず，「やどかりの里」と「ヴィレッジ」の間には，いくつか具体的対応に統計的有意差が見いだされた。「ヴィレッジ」は「やどかりの里」に比較して，施設の方針（4，8）や対人関係のエチケット（13）に許容度が低い一方で，スタッフのメンバーに対する自己情報の開示（2，5，14）やメンバーへの親切行為（1，17）に関しては許容範囲がより広い傾向が見られた。「やどかりの里」は，スタッフとの関係が問題となるとき（1，2など）許容度が低くなるが，メンバー自身の飲酒，交遊，行動などについては，むしろ一般人と同じように遇することに価値を見いだしているように見える。
　あえて言えば，「ヴィレッジ」はスタッフとメンバーの役割を踏まえた上で，できるだけ人間的な関係を築こうとし，「やどかりの里」のスタッフはメンバ

一を同じ人間として見ようとしつつ，職業人として限界設定の必要性を感じているということになろうか。

今回得られた統計的有意差は形式的なもので，現実には個々の回答はまちまちであった。今後は「時々 OK」などの回答の「時々」とはどういうときかなど，さらに具体例に即して議論を深めて行く必要があると思われる。

5. おわりに

今回のアンケート調査の目的は「やどかりの里」と「ヴィレッジ」の相互理解を深めることであった。回答に際して「自分は信仰を持っていない」(2, 12)，「アムウェイって何？」(20) など文化的な背景の相違にとまどった回答者や，設問の単純化された仮想状況に対して4つの選択肢の中から明快に回答することに困難を感じた回答者も少なくなかったと思われる。調査にはおのずと限界があるが，この報告が振り返りや相互交流をさらに進める契機となることを念じて筆を置く。

アンケートにご協力下さいました「やどかりの里」と「ヴィレッジ」のスタッフの皆様，「ヴィレッジ」への研修旅行参加者，および「平成9年度社会復帰施設指導員研修会」参加者の皆様に厚く御礼申し上げます。

文　献

1) Huber, C.H., Baruth, L.G. : Ethical, leagal, and professional issues in the practice of marriage and family therapy. Merril Publishing Company, Columbus, 1987.
2) ロサンゼルス精神保健協会：ザ・ヴィレッジ：サイコソーシャル・リハビリテーションの新しいアプローチ．1997．(研修旅行参加者に対する配付資料)
3) 谷中輝雄：生活支援：精神障害者支援の理念と方法．やどかり出版，大宮，1996.

第8章

地域支援におけるパートナーシップのあり方(1)
――ACT における支援を例として

1. はじめに

　ACT（Assertive Community Treatment）は，当初「通院や服薬が不規則」あるいは「治療の動機付けが不十分」である重症精神障害者の地域ケアを担う集中的ケアマネジメントモデルの一類型として登場した。そうした経緯から，ACT は「医学モデルである」あるいは「管理的になりがちである」などと批判されるきらいもあった[6]。たとえば，有力な当事者団体である北米の National Empowerment Center は，自らの求めるプログラムを PACE（Personal Assistance in Community Existence）とし，その特徴を逐一 PACT（Programs for Assertive Community Treatment）と批判的に対比している[12]。

　しかし，今日，ACT は「医学モデルというより包括的なケアのモデルとして成長，進化するとともに，病状にとらわれずに個人の内面の回復を重視するようにな」った[6]。すなわち，単なる症状管理ではなく「個人の内面の回復」を志向する点で，ACT は心理社会的リハビリテーションの中に分類されるプログラムとなっている。心理社会的リハビリテーションのモデルの中には，Fountain House に代表されるクラブハウスモデル，Fairwheather Lodge などの居住モデル，当事者主体のセルフヘルププログラムなどさまざまなものがあるが，共通して，社会生活の中で本人の希望を実現するために，本人の力を信じ，これを引き出す支援を行うリカバリーアプローチを基本としている[13]。逆説的になるが，治療に理解がなく，非協力的と考えられる人々を対象とするか

らこそ，ACT においても，本人と信頼関係を築き，本人の希望に添う形でサービスを提供することが是非必要となると言える。

本稿では，今日の ACT がゴールとしている「回復」の概念と，これを志向して展開される本人・家族支援のありようについて論じることとする。

2. 精神障害からの「回復」

「回復」は，recovery の直訳であるが，単なる症状の消失という日本語のニュアンス以上の意味が込められていることから「リカバリー」などと表記されることも多い。「回復」は，まず1980年代の欧米で身体障害をもつ人々の間で提起され，1990年代に入って精神保健福祉の分野でも注目を集めるようになった概念である。この概念は，日本の精神保健福祉の関係者とりわけ精神科医療機関で働く者にとって，必ずしも親しみやすいものではない。

日本において，精神障害の支援についての医学生物学的な目標は長らく，社会復帰と再発予防であった。これらに向けた主な支援は服薬などの医学的治療や，職業やストレス対処などに関する訓練である。しかし，現実には，こうした支援にもかかわらず，社会的自立を達成できず「生活のしづらさ」を抱えている精神障害者が多数存在する。1993年の障害者基本法成立によって，ようやく「精神障害に起因する障害」という概念が法的に認められ，精神障害者のさまざまな「生活のしづらさ」に対する福祉的支援に道が開かれた。しかし「生活のしづらさ」に対する支援が整うにつれ，それを利用としない（できない）人々が非常に多いことが改めて注目されるようになった。こうした背景には，ありのままの自分を肯定的に見ることができず，自らの希望を実現するために，もてる能力を発揮することを躊躇するような当事者の心境がある。こうした心境に対し「生きづらさ」という言葉が使われるようになった[8]。「生きづらさ」は，国際生活機能分類[4]における「参加」の対極にある状況と言ってよかろう。そして，「参加」を実現させ，「生きづらさ」を克服した心的態度が「回復」であると言える。Anthony も「回復」を「疾病に由来する制約のあるなしにかかわらず，満足感と希望を持って，他に貢献できる生き方」としてい

表1 「回復」とは

1. 「回復」は専門家の介入なしに生じうる。
2. 「回復」は,非常に個人的で,個別的な,その人の態度,価値観,感情,目標,技能,役割などの変化の過程である。
3. 「回復」の視点は,精神疾患の原因についての考え方とは無関係である。
4. 「回復」は,症状が再燃しても生じうる。
5. 「回復」は,症状の頻度や持続時間を変える。
6. 「回復」は,一方向性の過程とは感じられない。
7. 病気そのものよりも,病気が引き起こした結果からの「回復」の方が,より困難なことがある。
8. 「回復」は,その人が「本当は病気ではなかった」ことは意味しない。

(文献1より一部改変して作成)

る[1]。国際生活機能分類に即して言えば,病気の症状(機能障害)に対しては病識の獲得,「生活のしづらさ」(能力障害)に対しては,障害の受容が必要である。そして,障害をもちながら「参加」を実現するためには「回復」が要請されるということになる。ACT がゴールとして標榜しているのは,このような心的態度である。

3. 本人の「パートナー」としての ACT スタッフ

病識,障害受容,さらには「回復」といった心的態度は,病気や障害の重症度とは独立した存在であると考えられる。Anthony は,精神障害からの「回復」は,「非常に個人的で,個別的な,その人の態度,価値観,感情,目標,技能,役割などの変化の過程」であり,「一方向性の過程とは感じられない」ものであるという[1](表1参照)。「回復」の過程は,医学的管理によって制御できるものではなく,むしろ「回復」には「それを必要としている人を信じ,その人の傍らに寄り添う人の存在が重要である」と述べられているように,心理的・社会的要素が大きい。統合失調症から回復し,高い社会機能を再獲得するに至った人々に面接した Rund は,回復者がその要因として,「信頼できる治療者に出会えたこと,家族,友人,同僚の理解と信頼,(手本や交流相手としての)他の患者の存在,信仰,自分の能力」などを挙げ,一方で,特定の薬剤

や電気けいれん療法など特定の治療法を挙げることが少ないことを見いだした[11]。

「回復」が「専門家の介入なしに生じる」（表1）のは事実かもしれないが，逆にRundの研究結果を待つまでもなく，スタッフとの関係も十分「回復」の契機になりうるはずである。

今日，「回復」を促進するスタッフ－利用者関係と考えられているのは「パートナーシップ」と呼ばれる関係である。「パートナーシップ」の重視はACTを含む多くの心理社会的リハビリテーションの原則とされている。「パートナーシップ」とは，利用者がスタッフと対等な立場で「自分自身のケアと治療，あるいは精神保健サービス全般に参加すること」を言う[5]。しかし，現実には利用者とスタッフの間で意見が一致しないことがしばしば生じる。この際，スタッフが自分の専門的立場に忠実であろうとすることは「パートナーシップ」に反するものではない。たとえば，「薬を飲みたくない」という利用者に対しては，スタッフは「でも，薬を飲まないとどういうことになるでしょう？」と利用者に再考を促したり，あるいは，入院が必要と判断するときには，もう少し直截に「入院が必要と思いませんか」などと直面化を図ることもあり得よう。問われているのは，スタッフが強制する力を持ち，利用者が拒否する権利を持ちながら，その際にねばり強く合意形成を模索できる関係である。ここで，結果として専門家の意見が通る場合，「力や影響力の実質的な移動が見られない」「相談の中に何ら交渉するという真の要素が見られない」などとして，当事者団体などからは「偽物のパートナーシップ」と批判されるかもしれない[5]。しかし，スタッフがどうしても譲れないと判断したことに対して，ねばり強く利用者と交渉した結果であるなら，そういった批判は甘んじて受ける覚悟も必要となろう。

一方で，「パートナーシップ」においては，利用者に対する人間的な配慮が重視されている。しかし，これも自宅の電話番号などプライバシーの公開を原則とするものではない。スタッフは，相手が利用者であるなしによらず教えたければ教え，教えたくなければ教えない自由を有すると考えられる。かつて，ロサンゼルスのヴィレッジのスタッフに利用者に接する際の考え方を尋ね，日

本の社会復帰施設のスタッフと比較したことがある[10]。そのとき，同じ方向に帰る利用者を車で送ってあげることや，問われれば個人的な思想や信仰について語るといった点で，ヴィレッジのスタッフは有意に前向きであった。文化の違いはあるが「パートナーシップ」では，可能な限り，こうした親切や人としての誠実な態度が求められていると考えられる。

4．家族の「回復」

　精神障害を抱える本人と家族は，通常精神疾患に対して異なる認識を持っている。一般に本人は自らの精神疾患を軽く捉える傾向があるのに対し，家族は負担感や強い不安を感じながらも本人の改善を強く期待し続けていることが多い[11]。90年代以降，日本でも家族の感情表出のありようが本人の再発に一定の影響を及ぼすことが知られるようになり，家族は本人や治療者の協力者と位置づけられるようになった。こうしたことから，病気に関する情報提供や患者との接し方を学ぶことなどが病院や保健所の家族教室で行われるようになっている。

　しかし，本人の精神疾患が重症である場合，家族が高齢などのため期待された役割を果たせない場合など，家族の負担が過大で，自身の日常生活に大きな影響が出ている場合には，家族に今以上の役割を期待するのは現実的ではないことも多い。特に，ACTの対象者と同居している家族は，大きなストレスを抱え，支援の担い手としての余力が少ないことが推定される。こうした家族に対する支援は，情報提供や接し方の技術の伝授にとどまらず，家族が本来の生活を取り戻すことの実現にこそ向けられるべきである。すなわち，本人において「回復」がゴールになるのと同様に，家族に対する支援のゴールも家族の「回復」におかれなければならないのである。家族の「回復」とは，家族自身が置かれた環境で最大限の「参加」を実現している状態である。しかし，国立精神・神経センター国府台地区における先駆的ACTプログラム（ACT-J）について月野木らが調査した結果によると，ACT-J利用者の家族は「家族のレジャーやリラックスのための支援を行う」「家族自身の生活の目標を話し合う」

「家族のためのケアプランづくり」に対する希望が低く,「家族よりもまず本人」に対する支援を求めていた[7]。こうした家族の希望(wish)は十分理解できるものであるが,家族のみならず本人にとっても大切な家族の「回復」という必要(needs)について理解を求め,ねばり強くその実現を図っていくことがスタッフの役割となる。

5. 家族の「回復」支援とスタッフの役割

ACTでは,自宅への訪問する際に,家族とも出会い,家族のニーズや本人と家族の関係を生活の場で観察して把握する機会が多いと考えられる。こうした機会を捉えて,家族の話を十分傾聴する。家族の悩みは専門的見地からは取るに足らないことに見えたり,あるいは家族の意見が非常識と感じられたりするかも知れない。しかし,本人と同様,家族もありのままの姿を肯定的に理解することが出発点である。スタッフは,まず家族の理解者として,家族の悩みの解決に誠意をもって,ねばり強く取り組む必要がある。そのような取り組みの中で,信頼関係が深まり,いつしか「共通の頭」をもって一緒に考えられるようになることを期待するのである。

また,本人と家族が対立的であるとき,スタッフは中立的に振る舞いつつ,危機を回避するよう努力する。生活の場で本人や家族と出会う機会が多いスタッフは,時に応じてこうした調整者として機能することも期待される。

しかし,こうした対立や危機が高まらないようにするためには,まず家族がそれぞれ互いの生活状況を理解し,必要に応じて協力し合う体制を作ることが効果的である。また,本人と家族の意見が一致しないような事態が生じたとき,いつもスタッフが介入するのではなく,本人と家族の間で問題を解決していく能力を獲得していくことが理想である。すなわち,ここでのスタッフは「コーチ」役ということになる。

疾病などの課題を抱えたメンバーがいる家族の「回復」を促進するためのプログラムとして,Falloonらの行動療法的家族療法(Behavioral Family Treatment,略してBFT)が知られている[2,9]。これは,対象家族のメンバー

全員を対象として，1回1時間，合計約20回実施される有期限のプログラムである。その内容は，(1) 精神疾患や治療に関する情報提供，(2) コミュニケーション技能訓練，(3) 問題解決法，という3つのパートからなっている。参加者は，病気や治療のゴールについての情報を得ると同時に，穏やかな生活を送ることやそれぞれのメンバーが目的を持って生活することの意義を説明され，コミュニケーション訓練や問題解決法へと進む。本人を含め家族メンバー全員がそれぞれ自分の当面の生活目標や課題を定め，自らの生活を振り返りつつ，目標の実現に向けて，スタッフの「コーチ」を受けてセッションの中で練習し，次回までに日常生活の場面でそれを使ってみることが宿題となる。ここでは，先の調査で ACT-J の家族からの希望があまり高くなかった「レジャーを行うこと」「自分自身の生活の目標」「家族のためのケアプランづくり」などがむしろ中心的な話題となりうる。また，プログラム実施中，実生活の中で，意見が一致しない事態が生じた場合には，問題解決法で対処するように促され，その解決方法について振り返りが繰り返される。このようにして，家族メンバーそれぞれの生活を安定させ，話し合いによる問題解決の機運を高め，結果として専門的支援から自立していくことがこのプログラムの目的である。BFT は，今後 ACT の中で是非実施されるべき家族支援プログラムであると考えられる。

6. おわりに

ACT は従来日本で行われてきた精神医療や福祉における援助−被援助関係を大きく変えていく可能性を秘めている。そのためには，本人や家族の「回復」という価値を尊重し，その実現をゴールとする支援を実施する技能を有するスタッフの養成が急務の課題である。また，実務についたあと，定期的にグループスーパービジョンなどを行い，臨床技能の向上に努めたり，燃え尽きを防いだりすることも必要となる。こうした研修やスーパービジョンのあり方については，香田が ACT-J での実務の経験を踏まえて現在検討中[3]であり，その成果を待ちたいと思う。

文　献

1) Anthony, W., Cohen, M., Farkas, M. et al. : Psychiatric Rehabilitation. Center for Rehabilitation, Boston, 2002.
2) Falloon, I.R.H., Laporta, M., Fadden, G., Graham-Hole, V.（白石弘巳，関口隆一監訳）：家族のストレスマネージメント．金剛出版，東京，2000.
3) 香田真希子：リカバリ志向の人材養成．平成19年度科学研究費補助研究報告書 障害者の「リカバリ」の概念整理とケアマネジメントの実証的検討（第1報）（研究代表者小澤温），pp.63-70, 2008.
4) 厚生労働省：国際生活機能分類：国際障害分類改訂版（日本語版）．(http://www.mhlw.go.jp/houdou/2002/08/h0805-1.html)
5) Meager, A.（山本和儀監訳）：本物のパートナーシップか見せかけか．世界精神保健連盟日本支部，南国市，2000.
6) 西尾雅明：ACT入門：精神障害者のための包括型地域生活支援プログラム．金剛出版，東京，2004.
7) 西尾雅明：地域生活支援における心理教育の可能性．（上原徹編）スキルアップ心理教育，星和書店，東京，pp.43-56, 2007.
8) 斉藤敏靖（監修）：障害を学ぶ：当事者に学ぶエンパワーメントの実際（DVD）．星屑倶楽部，新潟，2006.
9) 白石弘巳：UCLAにおける心理教育研修．Revew, 5 ; 48-51, 1993.
10) 白石弘巳：スタッフの職業倫理について考える：アンケート調査による「やどかりの里」と「ヴィレッジ」の比較．響き合う街で，6 ; 71-76, 1998.
11) 白石弘巳：心理教育をエンパワーする：当事者の回復の視点から．治療の聲，2 ; 61-69, 1999.
12) 白石弘巳：諸外国のセルフヘルプ活動．精神療法，28 ; 712-717, 2002.
13) Weinstein, D., Hughes, R. : What is psychosocial rehabilitation? In Best practices in psychosocial rehabilitation. IAPRS, Columbia, MD, pp.35-64, 1999.

第9章
地域支援におけるパートナーシップのあり方(2)
―― ひきこもりを例にして

1. はじめに

　「ひきこもり」は精神医学の専門用語ではない。しかし，この言葉は「社会的行動を回避し，家にこもり続けている」状況に対してしばしば用いられている。英語に訳せば（social）withdrawal がもっとも近いが，autism（自閉）や isolation（孤立）とも無縁ではない。その本態も，統合失調症などの精神疾患から，スチューデント・アパシーなどと呼ばれる非精神病性の無気力状態に至るまで，実にさまざまである。

　最近，統合失調症のひきこもりに改めて焦点が当てられるようになってきた。その背景には，急性症状が軽快した段階で比較的早期に精神病院から退院し，自宅療養をする人が増えていることや，作業所など地域の資源を利用させたいという家族の熱意の高まりなどが想定される。しかし，現実には，本人の自己決定，すなわち「ひきこもる自由」の前に援助的アプローチが即効性を発揮できないことが少なからずあり，一筋縄ではいかない問題となっている。本稿では，統合失調症のひきこもりをどう捉えるかについて概観し，可能なアプローチのあり方を探ってみることとしたい。

2. 統合失調症のひきこもりをどう見るか

1) 症状や障害としてのひきこもり

　これは，ひきこもり自体が問題であるという考え方である。発病しなければ，ひきこもりもなかったと考えられるので，ひきこもりを病気の症状とみる見方があるのは当然である。ごく大雑把に捉えれば，ひきこもりには，急性期の陽性症状に関連したものと，慢性期の陰性症状に関連するものが区別される。急性期のひきこもりは，活発な幻覚や妄想などの病的体験に支配された結果，医療機関への受診や服薬，保健師などの訪問を拒否し，時には家族とも没交渉になり自室に閉じこもる状態である。ひきこもるのは「狙われている」（迫害妄想）ためだけでなく，「自分の考えが世界中に知られている」（考想伝播）からであることも少なくない。考想伝播も，経験のない者には理解できない非常に辛い体験であることを忘れないようにしたい。

　一方，慢性期のひきこもりの代表的なものは，通院服薬はかろうじて続けていたとしても，作業所などの地域資源を利用できず，ほとんどの時間を自宅で過ごさざるを得ないような状態である。慢性期のひきこもりは，症状というより「怠け」「わがまま」など本人の性格の問題として家族の批判の対象となることがある。しかし，それは言うまでもなく性格の問題ではない。かつて，Venablesらは，ひきこもりの程度を活動性の低下，対人接触困難，不潔，不関などの項目により評定し，光刺激による融合閾や皮膚電位などの検査結果との関連を調べた[3]。詳細は省くが，これらはそれぞれ中枢性，末梢性の興奮や緊張を反映する覚醒水準と対応しているとされる指標である。この研究で，彼らは慢性統合失調症のうち非妄想型と，発話の弛緩を呈する妄想型の場合，ひきこもりの程度が強いほど覚醒水準が高い，という結果を得た。すなわち，ひきこもりが強いほど刺激を敏感に感知し，また刺激に敏感に反応するということである。

　これは，臨床的にまれならず遭遇することである。たとえば，ひきこもっていた人が，新たにアルバイトや登校を始めると，「朝歯磨き時の嘔吐」「食思不

振」「血圧上昇」などの自律神経の過敏反応が身体に現われることがある。また，2週間に一度，通院の時だけ外出する人の中には，前日は途中で便意を覚えることを恐れて下剤を控える，午前3時から起きて長時間入浴と化粧を入念に行う，外来受け付け開始のはるか以前に病院にやってくる，などの過大と思われる反応パターンをとる人がいる。すなわち，一般に，ひきこもっている人は負荷に対して，身体面や行動面で，過敏ないし過大な反応をする可能性が強い人であると考えられる。当然のことであるが，理由なしにひきこもっている人はいない。

　ひきこもりが症状や障害であれば，医学的治療や訓練が必要になる。足を骨折した人が歩けないのと一緒で，自分で解決できないのは本人の責任ではない。しかし，援助者はよく「もう少し勇気を出して」などと本人に期待してしまうことがある。

2) 本人の対処技能としてのひきこもり

　これは，ひきこもり自体に一定の意義を見出そうとする見方である。ある学者は，統合失調症患者の自閉的な生き方を negative symptom（陰性症状）ではなく，positive withdrawal（積極的なひきこもり）とみなすべきであると主張している。たしかに急性期，慢性期を問わず，ひきこもりには，それによって自らを守っているという側面がある。すなわち，本人にとって，ひきこもりは症状であると同時に，困難に対する対処法ともなっている。ひきこもりが通常の人の行動パターンからはずれ，そのことで不利を受けているのに，自らあるいは誰かの援助を受けてこの事態を改善しようとしないのは，本人がそれを容認しているからということになる。この観点からすると，ひきこもりが問題であるのは，それが症状だからではなく，困難を解決する方法として不十分だからである。

　近年，これまで統合失調症の病因と考えられてきたドーパミン系を，むしろ病気を防御し，修復するシステムとして再評価する見解が提出され始めている[4]。この考え方によれば，幻覚や妄想などの陽性症状が激しく出現するのは，ストレスの作用を弱めるべく防御機能を発揮してきたドーパミン系が，いわば

オーバーヒートして機能不全に陥ったときである。したがって，抗精神病薬を投与する目的は，これを適当な温度までクールダウンしてやること，すなわち，ドーパミン系を攻撃するのではなく，保護することにある。この見解は，脳が病気に侵されていることよりも，脳自身のストレス防御システムに弱い面があることを問題とするのである。

　ひきこもりを行動面における防御機構と考えると，これと似たようなことが言える。すなわち，ひきこもり自体を攻撃的に解消しようとするのではなく，本人がさらによい対処技能を身につけるまで，ひきこもっていること自体を保護することが援助のあり方となる。すなわち，周囲，特に家族の理解と対応という側面が前面にでてくる。

　かつて，神田橋は「自閉の利用」と題した論文において，統合失調症患者に日常生活での自閉的生活を推奨したり，入院患者に治療者に対する自閉を維持させたり，さらに心理的態度としての「自閉能力」「拒否能力」の育成を目指した精神療法を行うなど，一見逆説的な治療的関わりを行い，大きな変化が得られたことを報告した[1]。すなわち，こころの自閉ができるようになると空間的に閉じこもる必要がなくなるのである。神田橋の名人芸を誰もが行うことは無理としても，空間的な自閉（ひきこもり）を必要とする人はこころを閉ざす能力の十分でない人である，という視点を援助者は忘れてはならないだろう。

3) 本人の生き方としてのひきこもり

　ひきこもりが病気の症状であれ，不十分な問題解決であれ，その人がそのような生き方をしている事実に変わりはない。障害をもつ人がありのままで生きられる社会を目指すノーマライゼーションの理念に従えば，ひきこもりは本人の生き方のスタイルの1つであり，最大限に尊重するべきものとなる。変更すべきかどうかは，本人の自己選択の問題であって，周囲が強制することではない。

　私が医者になりたての頃，担当した入院患者さんの中に，院内作業にもまったく興味を示さず，いわゆる無為自閉的な生活態度を10年以上続けている中年の男性がいた。いわば病院におけるひきこもり事例である。あるとき，この

患者さんに生まれ故郷の実家への退院を勧め，そのための体慣らしとして院内作業への参加を提案したところ，退院に強い期待を抱き，翌日から急に院内作業に参加し始めた。周囲は奇跡だと驚いたが，本人は淡々と2カ月ほど毎回参加を続け，ついに退院の相談をするために10何年ぶりに実家に外泊をした。ところが，実家は弟の代になっており自分の思い描いていたものとは異なっていたという。この患者さんは外泊から帰ると「退院はやめた」と言い，また元の生活に戻ってしまった。私は，現在なら「体慣らし」などを提案しないかもしれないし，また退院の調整を本人任せにはしなかったろうと思われる。いずれにせよ，ここで言いたいのは，この患者さんは病状の変化ではなく，自分の選択の結果として，ひきこもり，ひきこもるのを止め，そしてまたひきこもった，と考えられることである。入院を続けることがいいことかどうかは別にして，「ひきこもる自由」と「ひきこもりからの自由」のどちらを選ぶかは患者さんにゆだねられている。

　ノーマライゼーションの視点から見ると，問題の本質は，ひきこもりが問題であると言うこと自体，あるいはひきこもりが問題になっている状況自体にある，ということになる。

　すなわち，これは，本人の病状の問題でも，家族の認識や対応の問題でもなく，安心してひきこもれる状況を作れなかったり，ひきこもっている人に対してさまざまの選択肢を提供できない精神医療サービスのあり方，ひいては専門家の姿勢の問題である。別の言葉で言えば，社会のより大きなシステム（larger system）の援助機能不全が家庭という小さいシステム内における問題を維持，増幅しているということである。感情表出の研究では，家族の態度のあり方が統合失調症の再発率に関係するという結果がでたが，このことから敷衍して，専門家は，自分の行う精神保健サービスのありようがメンバーの予後を左右する，と考える想像力を持つべきである。家族の方が時々おっしゃる「やっとの思いで保健所（あるいは作業所 etc.）に行ったのに，帰宅後もう二度と行かないと言ってまた家に閉じこもってしまった」のは，メンバーの属性の問題なのか，専門家やプログラムの問題なのか。後に触れるヴィレッジのメンバーについて調査した Levin は，援助者から強い支援を受けていると感じる

表 1　心理社会的リハビリテーションの原則

1. 成長と変化を信じること
2. 技能の獲得に向けた教育的アプローチをとる
3. 自己決定の原則の尊重
4. ノーマライゼーションを目標とする
5. 個別的ニードとケアを重視する
6. スタッフのメンバーに対する人間的な配慮とパートナーシップを重視する
7. 早期介入
8. 環境に積極的に働きかけ，人々の偏見などをも変えていく
9. 無期限の参加を保障する
10. 就労を重視する援助
11. 医学的な援助より社会的な援助に重点を置く

メンバーや，メンバー・スタッフ間の関係が明瞭と感じるメンバーの方が，メンバー同士の交流も多かった，と報告した。ここで関連したのが，診断名や病状，ひきこもりの程度など病気に関連した因子ではなく，メンバーが感じるサービスのあり方であった点に注意を払う必要がある。こうしたことからも，専門家は，精神障害者にとって"high EE"な援助を行っていないか，すなわち患者さんや家族に過酷な要求を無意識にせよしていないか，お互い自省してみる必要があるのではないだろうか？

3. ひきこもっている人への関わり

これまでに述べた3つの見方は，どれも真実を含んでいると言える。いずれにせよ，援助者に必要なのは，統合失調症に対する心理社会的リハビリテーションの一般的原則（表1）を踏まえた援助を行うことであろう。

ここでは，一例としてアメリカ・ロングビーチ市の「ヴィレッジ」（The Village Integrated Agency）の紹介をしておきたい。「ヴィレッジ」は，メンバーの医療から就労や社交プログラムに至る費用一切を，メンバーの人数に応じて支払われる予算でまかなう統合型精神保健施設である。「ヴィレッジ」は，表に掲げた心理社会的リハビリテーションの哲学を明確に打ち出した運営を行っている。現在は，3つのケースマネージメントチームが，それぞれ80名程

度のメンバーの担当をし，チーム内でパーソナルサービスコーディネーター（略してPSC，ケースマネージャーに相当する）1人が約20名を担当する体制を組んでいる。「ヴィレッジ」はこれまでの精神保健サービスの欠点を乗り越えようとさまざまの工夫を行っているが，ひきこもりの援助との関連でもっとも重要と思われることは，メンバーの意思を可能な限り尊重し，個別援助を第一としていることである。メンバーは，自分の人生の目標をPSCに話し，PSCはこれを実現するために何をしたらいいか知恵を出す。たとえば，バンジージャンプをやりたいと言う人がいたら，PSCも一緒に情報を集め，できる限り前向きに可能性を検討し，できることを積み上げていくという。たとえ「アメリカ大統領になりたい」とメンバーが言っても驚かず，そのためにどうすればいいかを一緒に真剣に考えるというくらい，この方針は徹底している。しかし，メンバーは最終的な行為の責任は自分にあることを認識した上で自己決定を下すことを求められる。

　その一方，「ヴィレッジ」はメンバーに，メンバーでいることの意思表示以外，何の条件も，義務も求めない。施設の中には，娯楽道具や売店，レストランなどがあるが，メンバーはそこに通所することを求められていない。もちろん，施設に入ることは自由で，PSCの事務室にも入れ替わり立ち替わり自由にメンバーがやって来るが，日中「ヴィレッジ」に来ることは，「ヴィレッジ」に用があるか，他に行く場所がないメンバーのすることであると考えられている。家にこもっているメンバーに対しては定期的に担当のPSCが自宅を訪問する。PSCは，「ヴィレッジ」のメンバーが計画しているピクニックや野球観戦，音楽会，その他もろもろの社交プログラムや就労に関する情報などを持参し，メンバーに提示する。メンバーは，断りたければ断ってもよく，PSCは「4回企画を断られても，5回目には興味を示すかもしれない」と考えて，諦めずに提示し続ける。メンバーの興味を引くもの，できるものを探すため，「ヴィレッジ」は，市内の無料の行事の情報収集や職場訪問などに多大なエネルギーと予算を割いているという。ここではひきこもりは問題ではない。PSCの役割は，ひきこもりがよくないと言うことではなくて，ひきこもりをメンバーの自己決定として受容しながら，世の中にはメンバーができること，やったら

楽しいことがいかにたくさんあるかを，粘り強く提示することであると言える。

　最近では，メンバーがライフコーチとなって特別なケアが必要な他のメンバーを支援する訪問サービスのプログラム（「レスパイト・ケア」）も始まった。ケアの内容は，日本でホームヘルパーが行うものに近いようである。ライフコーチとなったメンバーには報酬が支払われ，自尊心を高める効果も期待できるという。もちろん，いいことばかりではないであろうし，最近の財政事情の悪化に対応する「安上がりケア」という見方をする向きもあるかもしれない。しかし，できる限りメンバーのニーズに応えようとする熱意は，短期間の見学者にも伝わってくる。

　私は，「ヴィレッジ」のような施設やプログラムをただ日本にも作ればよいと言っているわけではない。どんな施設やプログラムを作っても，メンバーのニーズを尊重することが大切である。専門家の仕事は，そのニーズを知り，それを実現するべく努力することである。それが徹底したとき，ひきこもりの問題も今とは違って見えてくるのではないだろうか？

文　献

1) 神田橋條治：自閉の利用：精神分裂病者への助力の試み．著作集「発想の航跡」，岩崎学術出版社，東京，pp.194-228, 1988.
2) Levin, S., Brekke, J.S.: Factors related to integrating persons with chronic mental illness into a peer social milieu. Commnity Ment. Health J., 29 ; 25-34, 1993.
3) 内海健：分裂病者の認知障害研究．（内海健，町沢静夫，他著）分裂病者の情報処理過程，金剛出版，東京，pp.13-76, 1984.
4) 八木剛平，白波瀬丈一郎：精神疾患における自薦治癒力と自己治療行為（Coping）：ネオヒポクラティズムの視点から．精神科 MOOK 臨時増刊号（精神科領域における薬物療法），pp.9-25, 1989.

第10章
ボランティアとパートナーシップ
——ひきこもりの人を支援する窓の会の活動から

1. はじめに

　精神障害に対する我が国の施策は，精神保健法の成立時に社会復帰の促進が謳われて以来，大きく変化してきた。2002（平成14）年度までの障害者プランによって生活支援センターなどの社会復帰施設の整備も進んでいるところである。しかし，その数はまだ十分ではなく，精神疾患に罹患した後，意欲低下，人間関係のまずさなどにより，家にひきこもりがちとなり，リハビリテーションや社会参加のためのサービスを利用できずにいる人々が非常に多いのが現状である。こうした現状を考えると，既存の社会資源にとどまらず精神障害者が利用しやすい，さまざまな新しいサービスの創設が必要である。

　川崎市精神障害者家族会連合会（通称「あやめ会」，以下「あやめ会」とする）は，市内6つの単会家族会からなる連合体で，会員は約260名である。「あやめ会」では，それまでの試行経験を踏まえて，1999（平成11）年からひきこもりがちな精神障害者への支援を目的とする，ボランティア，家族，専門家の協働による試行錯誤的な活動に本格的に取り組み始めた。この活動は，ひきこもっている精神障害者と社会をつなぐ窓の役割を果たしたいという趣旨で「窓の会」と名付けられている。

　本研究は，「窓の会」で始められた諸活動をモニターしながら，さらに新たな可能性を探り，現在の日本の精神保健福祉の分野における意義について検討することを目的として行った。

2.「窓の会」活動の概要

1）活動の経緯

　本研究の実施者の1人である小松は，作業所など定期的に通所するところを持たない，自宅にとじこもりがちな精神障害者が数多く存在することへの対策を訴えてきた。家族の個別的努力には限界があり，あやめ会では1995（平成7）年に「あやめプロジェクト委員会」を立ち上げ，実際に，家庭訪問による支援が1，2の方に試行された。1999（平成11）年秋に白石，続いて当時日本女子大学に勤務していた増野肇教授が参加し，学生など訪問可能なボランティアを募って，訪問希望のでた家族会会員子弟への訪問活動を再開した。ボランティアとして，増野教授や私のように大学や研究機関の職員，保健福祉学を専攻する大学生，音楽療法を学んでいる専門学校生，精神保健ボランティア講座の卒業生，作業所の指導員，精神障害者の家族，それに知的障害や視覚障害の方々に対するボランティア経験のある方など，さまざまな立場の方が登録した。この活動は「窓の会」と名付けられ，その後少しずつ活動のレパートリーを拡大して，現在に至っている。

2）「窓の会」の活動の基本方針

　「窓の会」では，当事者の希望に沿うこと，柔軟で創造的な活動を展開すること，一緒に楽しい時間を過ごすこと，などを重視し，一方で，病気をよくすること，ニードにすべて対応すること，友達づきあいをすること，などは活動の直接の目標としないと申し合わせている。要するに，当事者が希望することを，自分たちも楽しみながら，支援しようという方針である。それぞれの得意分野を通じて，それぞれが必要な役割を担うことが，会の理想である。訪問するボランティアは，治療者でも専門家でも，また通常の友達とも違う存在として支援活動を行うことを心がけている。

3)「窓の会」の主な活動内容
①個別訪問活動
1ないし2名のボランティアが利用者の自宅などを訪問し，利用者とおしゃべりをするなど，希望に応じて楽しむものである。
②「あやめ会」事務所を利用しての活動
「あやめ会」は川崎市の所有するちどり会館内に事務所の提供を受けている。このスペースを利用して，「窓の会」では，音楽教室（第1月曜日午後），「窓を開けて友達を作る会」（通称，友達会）（月1回，開催日は適宜決定），「ぶらっと寄ろう会」（通称，ぶらっと会）（第2木曜日午後），パソコン教室（現在は月2回，第1，第3土曜日午後），会務応援（月1回の案内状作成，毎週水曜日午後の家族会留守番）などの活動を組織している。これらの活動はいずれも家族またはボランティアが運営し，音楽教室には洗足学園音楽大学の久松春子先生と学生，友達会には増野教授，パソコン教室にはコンピューター会社に勤務するボランティアがそれぞれ講師として参加している。なお，友達会は，増野教授がサイコドラマの手法も取り入れて行う活動，「ぶらっと会」は，ボランティアが利用者をお迎えして，ゲームや卓球，おしゃべりなどその日の気分で気楽に楽しもうという趣旨で始められた会である。会務応援は，ささやかでも仕事の機会を提供しようと，「あやめ会」事務所での留守番，会報等郵便物の印刷，発送，パソコン教室の助手，などの仕事を1回1,000円で窓の会の利用者に依頼しているものである。
③戸外活動
戸外活動は，事務所の中だけの活動ではつまらないという人が出てきたことを受けて，ボランティアが連絡係となり，毎月1回，カラオケやボーリングなどを行うものである。
④運営のための活動
このほか，「窓の会」を運営するために，事務局活動，ボランティアが集まる例会，ボランティアの研修のために行われる研修会などの活動がある。ちなみにボランティアには1回交通費込みで3,000円を支払うが，活動中利用者とともにした飲食などはそれぞれ自己負担している。

3. 対象と方法

「あやめ会」において試みられている，市民ボランティアが訪問を希望する精神障害者の自宅などを訪問する活動や，集いの場所を提供するグループ活動（「窓の会」活動）に関して，事業の構造，必要経費，人的資源開発（ボランティア募集，および養成のあり方），当事者の求めるプログラム開発，などについて検討するために，以下のような調査を行った。

1）事業統計調査：活動内容や活動件数，要した人員，経費などを明らかにした。
2）事業の実際：各プログラムの実施内容などについて参加者に報告を依頼した。
3）利用者やボランティアの意向調査：月1回程度利用者に電話等で連絡を行い，近況および希望するサービスや活動に対する意見を尋ねた。また，月1回の例会やe-mailなどを利用して，ボランティアの訪問の感想や質問を受け，一緒に検討した。

4. 結　果

1）事業統計調査

研究期間に行われた事業内容とその参加者数を調査して表1に示した。

「窓の会」全体の諸活動の利用者は延べ967人，例会に参加したボランティアは延べ180人，研修会参加者は延べ70人であった。実人数で見ると，訪問活動などを利用している当事者が20人，その他のグループ活動に参加する人をあわせると70人程度，ボランティアは28人であった。これらの活動の経費は概算で1,162,000円であった。このほとんどはボランティアへの支払いであった。

第10章 ボランティアとパートナーシップ

表1 窓の会の活動状況と参加者数

			02年 10月	11月	12月	03年 1月	2月	3月	4月	5月	6月	7月	8月	9月	計
戸別訪問活動		件数	9	9	12	7	9	12	11	10	8	7	10	10	114
		訪問者数	14	12	15	9	15	18	16	16	11	10	15	14	165
		主な内容	ピアノ練習 おしゃべり 散歩 テレビ鑑賞	ピアノ練習 おしゃべり 散歩 買物 トランプ	ピアノ練習 おしゃべり 散歩 トランプ 病院同行	ピアノ練習 おしゃべり 散歩 買物 トランプ	ピアノ練習 おしゃべり 散歩 絵 歌 トランプ	ピアノ練習 散歩 おしゃべり 絵 トランプ 病院同行	ピアノ練習 食事 カラオケ おしゃべり 散歩 トランプ	ピアノ練習 食事 歌 おしゃべり 散歩 トランプ 喫茶店	ピアノ練習 歌 散歩 おしゃべり 喫茶店	おしゃべり 散歩 買物 歌	ピクニック おしゃべり 散歩 歌 喫茶店 将棋 買物	ピアノ練習 おしゃべり カラオケ 散歩 喫茶店	
事務所内活動	音楽教室		7(12)	11(16)	9(12)	20(14)	3(19)	3(21)	3(21)	2(11)	2(20)	7(16)	19(11)	19(16)	189
	友達会		23(15)	20(17)	18(28)	24(14)	19(23)	19(21)	25(26)	16(16)	20(19)	25(16)	19(13)	19(22)	230
	ぶらっと会		10(13)	14(14)	12(14)	9(15)	13(15)	13(17)	10(12)	8(14)	12(12)	10(11)	14(13)	11(15)	165
	パソコン教室		2回(8)	1回(5)	2回(5)	2回(8)	2回(11)	2回(6)	2回(11)	1回(4)	1回(5)	2回(10)	1回(5)	2回(8)	86
	会務応援者数		13	11	12	13	9	7	9	8	8	9	7	9	115
戸外活動	実施日(数)		17(5)	29(4)	27(4)	17(8)	27(8)	27(6)	17(6)	22(8)	22(6)	17(6)	28(5)	25(4)	68
	内容		カラオケ	ボーリング	カラオケ	ボーリング	カラオケ	ボーリング	カラオケ	ビリヤード	ボーリング	ハイキング	カラオケ	ビリヤード	
上記利用者総数			75	76	87	79	92	90	96	71	78	75	64	84	967
例会実施日 (参加数)			23(16)	20(10)	18(15)	24(8)	19(9)	19(19)	25(21)	16(25)	20(14)	25(16)	19(11)	19(16)	180
研修会実施日 (参加数)			—	7(30)	—	—	—	7(40)	—	—	—	—	—	—	70

2) 事業の実際

①個別訪問活動

　表に示したように，利用者の自宅を訪問しておしゃべりを楽しんだり，散歩やトランプなどを楽しむことが多かった。しかし，利用者の希望により，中には音楽療法の専門学校の学生からピアノの指導を受けている人がいたり，楽器の演奏に合わせて一緒に歌を歌ったり，絵を描くなどの活動も行われた。また，買物や食事に同伴したり，ピクニックに出かけたこともある。

〈ピアノのレッスンをしたボランティアの報告〉（一部）
　……たまたま訪問した先のメンバーさんがピアノを弾かれるということだったので，ピアノのレッスンを始めてみましょうということになった。ショパン好きのそのメンバーさんは，指の練習が終わると，必ずショパンの曲を弾くというスタイルだった。私は，その意志を尊重することが大事だと思い，何カ月かはショパンの曲だけを取り上げることにしていた。……そして「ちょっと挑戦してみようと思うんだ」という彼の言葉をきっかけにさまざまな音楽に取り組むようになった。最近ではピアノを用いての即興演奏も少しずつできるようになっている。……私のやり方というか，訪問先でのあり方は，自然体でのぞむことだ。音楽を使うからといって何か特別なことをするわけではなく，メンバーさんが弾くピアノを楽しませてもらって，それに答えて私も弾く。時には即興でメンバーさんの作る音楽にアレンジを加えて2人の共同曲を創る。音楽を介さないときでもありのまま，感じたままにその相手に接するように心がけている。専門家としてではなく，ボランティアとして携わることの特権なのかどうかはわからないが，私は先生でも友達でもなく私として関われることが何よりも大切なのではないかと感じている。……

　訪問の結果，しばらくして事務所で行われる活動に参加をされるようになった利用者がいた。また，ある入院中の利用者の場合，最初は病院に訪問をしていたが，外出の同伴，外泊時の自宅訪問と続けて，2003（平成14）年12月に退院に至った人もいた。この方には，現在も自宅への訪問を継続中である。

②「あやめ会」事務所を利用しての活動

　こうした活動は，利用者と接して必要と感じたボランティアが提案し，その

人が実際に取り組んできたものである。したがって，各活動はそれぞれ担当のボランティア（講師）によって運営された。ユニークな友達会とぶらっと会について，参加している人からの報告を一部掲載する。

〈増野教授の友達会についての報告〉（一部）
　……毎回，10人から20人の人が参加する。集まると，1カ月の報告をする。楽しかったことは皆で話すと倍になるし，辛かったことは，皆で分かち合うことで軽くなる。話されたことの中から，各人の持っている世界を共有していく。毎日マラソンをしている人に従って，川崎の山を走ったり，得意な料理を作ったり，剣道やバレーを楽しんだり，特別なお雛様を自分たちで演じたりする。これらは，すべて，サイコドラマの技法である。ジェスチャーでやるので，誰でもその場でできるし，失敗がないところが良いところである。初詣を楽しんだり，魔法の夜店で，ストレス対策の不思議な品物を買ったりすることもある。好評だったのは魔法のレストランで，皆が手分けをして，お客様の困っていることを解決できる魔法のオードブルやらメインディッシュ，デザート，ドリンクを料理したりするのである。ユーモアと笑いの中に，参加者同士の交流が深まり，"最初は迷っていたが，やはり来てみたら気持ちが楽になり，楽しい時を過ごせた"という感想になってくる。悩んでいる人も，家族も，ボランティアも同じ土俵で行動でき，考えたり，工夫できるところが良いところで，いつの間にか，お互いの壁がなくなってくるのである。……

〈ある当事者のぶらっと会の報告〉（一部）
　……当事者の方々は皆で集まってトランプ，ウノなどのカードゲームに夢中になっている様子ですが，1つの組に6〜7人集まってしまい，なかなか決着がつかない様子です。お菓子を食べながらおしゃべりするグループ，卓球に熱中している人たち，将棋に夢中になる人たち，いろいろな形で「ぶらっと会」の部屋は毎回のように当事者にとって，安らぎのいろに染められています。前回参加したときに気づいたのですが，この時初めて会に参加した男性の方が楽器を持参して，皆の前で演奏していました。こういうことはとてもいいことであり，また関心があります。どんなことであれ当事者の人たちが，自分の特技をこういった場所で披露することは，自分自身の自信にもつながるし，他の人の刺激にもなるなら，きっと「ぶらっと会」のなかで新しい世界が広がっていくのではと感じたからです。……

3）利用者やボランティアの意向

　利用者の希望を聞き，極力答えるように努力した。たとえば，研究期間中にある利用者から，「ボランティアの人はどんな気持ちで活動に参加しているのか聞いてみたい」という希望がでた。早速，ボランティアの希望者を募り，少人数ではあったが，話し合いの機会を持った。このことから発展して，年末にはより大規模な交流会を計画するに至っている。

　また，「窓の会」でも心理教育をしてほしい，との希望が出された。これについても実施した。当事者が10人集まって熱心に質問したりした。この活動もシリーズで行うようにできないか検討することになった。

　紙数の関係で，ここでは当事者とボランティアの「窓の会」体験について一部を掲載する。

〈ある当事者の「窓の会」体験〉（一部）
　……「窓の会」は不思議な会である。私のように，人間関係が苦手な人でも受け入れてくれるような暖かさがそこにはある。ちょうど登録したときが就職活動で行き詰まっていたときだったので，余計にそう感じたのかもしれない。今では，「窓の会」の行事が私の生き甲斐の1つになっているような感じである。溝の口のはずれにあるこじんまりとした事務所であるが，ここで多くの人と出会えたことが私の財産だ。これからも「窓の会」を利用して，楽しい思い出を共有してくれる人が増えれば嬉しい。

〈あるボランティアの「窓の会」体験〉（一部）
　……「ボランティア」というと，やはり「やってあげる」というイメージがつきまとっていましたが，「窓の会」では誰でも平等に，安心して参加できる空気があります。性別・年齢・病気などそれぞれ皆違いますが，皆さんとお話ししたり，お会いすることで感受性や社交性が磨かれていくのを日々感じております。「窓の会」のボランティアは私自身のためにやっております。……人とのコミュニケーションをとる際に楽しいことばかりではなく痛みを伴うことも多々あります。けれども，誠意を持って相手と向き合うことができたならば，痛みは心の成長に結びつくのだと

いうことを「窓の会」の活動から学びました。これからも「窓の会」がみんなにとって「自分らしく」いられる居心地の良い場所であってほしいと感じております。

4) 事例紹介

　Aさんは，統合失調症に罹患した30歳代の男性で，現在は，某企業に就職している。筆者がAさんに会ったきっかけは，X年に行ったひきこもりに関する講演会の後，Aさんの家族からAさんに会ってほしいと依頼されたことだった。そのとき，Aさんは幻聴のため会社を辞めて，数カ月間ひきこもりがちの生活をしていた。Aさんは会社を辞めてからますます「声」がひどくなっていたようだが，筆者が最初に会ったときは，精神病であると認めたくない気持ちが強く，精神科受診に乗り気ではなかった。1，2カ月後，Aさんから「今から精神科に行こうと思うので，精神科医を紹介してほしい」と突然電話があり，紹介した医療機関で治療が開始された。その後，Aさんは「窓の会」を利用し，たまにボランティアらとボウリングなどをするようになった。筆者とも月1回電話でおしゃべりする関係を続けた。X+1年，Aさんは保健所から紹介され公営のデイケアに通い始めた。当時，幻聴は軽快していたものの，人の中になかなか入れず，「意欲がわかない」などと職員に訴えることが多かった。約半年後，デイケアから逃げるように就職するも仕事にならずパニックに陥ってしまった。このときデイケアの職員に電話したところ，思い切って辞めるべきとアドバイスされ，退職を決断することができたという。

　この経験の結果，Aさんは就職を棚上げにし，「窓の会」の「窓を開けて友達を作る会」「ぶらっと会」「グループ活動」などに参加するようになり，中心的なメンバーの1人となった。また，そこでパソコン教室の助手や会の事務の応援を任されるようになり，講師や家族会の人たちとも交流を深めた。前記デイケアの職員には，その後も何かあると相談していたが，X+2年には作業所を紹介されて通所するようになった。X+3年には，その作業所で出会ったメンバーを見習い，清掃のアルバイトにも行くようになった。さらにその1年後，X+4年に一般企業に就職した。X+6年現在，会社こそ変わったが，引き続き就労を続けている。

5．考察：「窓の会」活動の意義とひきこもり支援の課題

　「窓の会」の活動について，活動状況を調査し，利用者，ボランティアなど

立場の違う人たちから活動に関する意見や感想を集めた。その結果，以下のような結果が得られた。

1）「窓の会」では従来の社会復帰施設の型にはまらず，地域の作業所や医療機関のデイケアなどに参加できない人たちの希望を尊重して，戸別訪問，事務所での諸活動などにおいて，他に類を見ないユニークな活動を展開している。

2）ボランティアは楽しい雰囲気づくりに配慮し，気軽に参加できるプログラムを次々に提案して，可能な限り自らも楽しみながら活動を行っている。利用者も，「窓の会」の雰囲気を好感し，自分の気に入ったプログラムへの参加を通じて，対人的交流や社会的活動の幅を広げている。「窓の会」は学生や市民など精神保健の専門家ではない人々が当事者と交流し，精神障害を理解する機会を提供している。このような，さまざまな立場の人々が，地域の中で出会い，交流できる仕組みは，精神障害だけでなく多くの領域で求められているものであり，これからの街作りという点からも非常に可能性のある活動ではないかと感じる。

平成17年から障害者自立支援法（以下，自立支援法）が施行され，今後，自立支援法のサービスを利用してひきこもりに対する支援が提供されることが期待される。以下，窓の会の活動に即して，ひきこもり支援に対する自立支援法の課題をまとめる。

1）日中活動支援に関連して：ひきこもりは，本人の活動と人的交流から本来あるべき多様性が失われた状態である。事例のAさんの場合，「窓の会」と作業所等複数の活動場所を見いだし，多彩な人と出会い，単に支援されるだけではない多様な役割を担えたことが回復につながったと見ることができる。ちなみに「窓の会」では，プログラムはそれぞれ別のボランティアによって主催され，それぞれの独立性が高く，利用者は自分で自由に選択できるようになっている。「窓の会」の敷居の低さや柔軟性が，Aさんがひきこもりがちであった時期の支援に適していたと考えられる。また，作業所などに通所するようになってからも，よりどころの1つであり続けた意義も小さくない。自立支援法の中で，「窓の会」の活動に近いと考えられるのは，地域生活支援事業に位置付けられる地域活動支援センターⅢ型の活動である。このタイプは，主として

作業所からの移行が見込まれるものであるが，今後，参加条件を緩和し，参加者にとって魅力的な（安心度の高い）プログラムが多彩に提供されれば，多くのひきこもりがちな精神障害者の参加を見込むことが可能となろう。多様性を確保するために，移動支援事業やスポーツ・レクリエーション教室開催事業や芸術・文化講座開催等事業を併せて利用することも検討されるべきであろう。

2）相談援助に関連して：ひきこもりに限らず，専門的支援は常に専門家のペースで提供されるとは限らない。むしろ，どの事例の経過にも多かれ少なかれイレギュラーなところがある。Aさんの事例では，当初受診に対するためらいが強かったことや，職員に反対されたにもかかわらずデイケアを中断して就労したことなどがその例である。こうしたイレギュラーな状況で，正規の相談ルートとは言えない筆者が受診援助に関わり，突然の受診先の紹介依頼に対応したり，デイケア中断後に担当職員が無理せず退職するようアドバイスしたことなどが，本人の意思決定に一定の影響を与えた。Aさんの事例は，精神障害を持つ人が，いつでも，自分が相談したい人と相談できることの重要性を改めて示している。経過を通じて，そのような相談可能な人をさらに増やしたことがAさんの「強み」になったことは疑いない。

自立支援法では，地域生活支援事業の中に，相談支援事業や障害者相談支援事業が位置付けられている。前者は，特に困難なケースへの対応等に関係し，後者は，(1) 福祉サービスの利用援助，(2) 社会資源を利用するための支援，(3) 社会生活力を高めるための支援，(4) ピアカウンセリング，(5) 権利の擁護のために必要な援助，(6) 専門機関の紹介，など，より一般的な相談を想定している。いずれにせよ，ひきこもりがちな精神障害者およびその家族がこのような事業を利用して気楽に，継続して相談できるようになれば，ひきこもりからの回復も早まるだろう。これら相談事業の成否が，ひきこもりにかぎらず精神障害者の地域生活を左右すると言っても過言ではない。

3）その他：外出が困難な精神障害者の場合には，家庭訪問による日中活動支援が必要になる。それは，ホームヘルプのための訪問とも訪問看護とも異なるものである。「窓の会」では，音楽療法の専門家などを含む多彩な人々がひきこもりがちな精神障害者の希望に応じて自宅等を訪問し，手応えを感じてき

た。このような訪問活動は，ひきこもりからの回復の第一ステップともなる，大変重要な支援であると考えられるので，地域生活支援事業の中に明確に位置づけることが是非必要である。

　この研究の一部は，2003年10月24日，松江で開催された第46回日本病院・地域精神医学会で発表した。また，この研究は財団法人大同生命厚生事業団の助成を受けて行われたものであることを記し，ここに深謝いたします。

第Ⅲ部
統合失調症の家族の現状と支援

第11章

精神障害者と家族(1)
——精神医療史の中における位置づけ

1. はじめに

　日本の精神医療史は家族に触れることなくして語ることはできない。現在でも，精神科の日常臨床においても，学会発表や論文においても，家族は頻繁に登場している。精神医療と家族に関する大量かつ錯綜した情報を整理し，精神医療の歴史の中に家族を的確に位置づける作業は筆者の手に余るものである。本稿では，精神医療が過去に家族に与えたいくつかの立場を略述し，今後目指されるべき精神医療と家族のありようについて若干の私見を述べるにとどめることをお許しいただきたい。

2. 精神障害者の監督者としての家族

　家族の立場は，まず国が規定した。それは，親や戸主など家族の中から監護義務者を定め，精神障害者を私費で私宅監置させることとした「精神病者監護法」(1900) に始まる。この法律で，家族は「社会ニ流ス患害ヲナキヤウ」(法案を提出した政府委員の説明) に精神障害者を直接監督することを義務づけられた[8]。一方で，家族は権限を乱用しないように警察から監督させる立場に置かれた。岡田は私宅監置こそ日本の精神科医療の原型であると強調しているが[9]，当時の精神障害者のおかれた悲惨な状況を憤りを込めて報告した呉秀三の「精神病者ノ私宅監置ノ実況及ビ其統計的観察」(1918) の中には，すでに

看護に疲れた家族が無理心中を図ったなどの記載がある[3]。呉は日本の精神障害者を「此病を受けたるの不幸の外に，此邦に生まれたるの不幸を重ぬるものと云うべし」と嘆じたが，家族にとっても状況は同様であったと考えるべきであろう。

1950年に「精神衛生法」が制定され，精神障害者を精神科病院に収容する施策がとられるようになった。保護義務者が制度化され，家族は，私宅監置の実施者から，医療を受けさせることなどの義務を負う立場となった。その結果，家族は精神障害者の意に反して入院させる責任を担わされ，本人との間に好ましからざる影響が生じることにもなった。しかし，この同意入院制度は1980年代後半に欧米各国から非難を浴びるまで多用された。地域生活を支援する施策の貧困のため，身内の精神障害者を入院させておくことが，多くの場合家族にとって事実上唯一の選択肢であったと考えられるが，一部の専門家からは家族は精神障害者を「抑圧する存在」[5]でもあるという評価を受けることとなった。また，保護義務者は，自傷他害を防止する監督義務を課せられた。この義務は，本来国が果たすべき義務を家族に転嫁したものであり，家族に負い目と強い緊張感を与えたのみならず，現実に触法行為を行った精神障害者の保護義務者に対して損害賠償請求訴訟も提起された。訴訟件数は多くはなかったが，中には，保護義務を字義通り査定し，家族の責任を容認する判決も現れ，さらに家族を追いつめた[13]。

このように，家族は，国から保護義務を課せられているがゆえに，本人と対立し，専門家から非難され，被害者（社会）から責任を追及される立場に立たされた。

90年代，全国精神障害者家族会連合会など関係者が保護義務者制度の廃止を訴えた結果，1995年の法改正で保護義務者が保護者と改称され，1999年の改正では自傷他害を防止する監督義務が削除されるなどの法改正が行われた。しかし，いまだに保護者の規定の根幹部分は存続している。また，2000年から成年後見制度が新たに開始され，家族以外の成年後見人が保護者に就任する余地も広がったが，実際に，家族以外の者が保護者となることは少数に止まっている。日本の精神科医療が，医療保護入院をはじめ家族の存在を抜きにして

表1　精神医学的家族研究の歴史（文献7より引用）

1939	Pollock, H. M.	欠損家庭
1943	Levy, D.	母親のパーソナリティの病理性
1948	Fromm-Reichmann, F.	schizophrenogenic mother
1950	Reichard, S.	schizophrenogenic father
1956	Bateson, G.	double bind
1957	Lids, T.	marital skew & schism
1958	Alanen, Y. O.	母親のパーソナリティの病理性
1958	Wynne, L. C.	pseudomutuality
1958	Ackerman, N. W.	father as a whole
1960	Bowen, M.	三世代説，情緒的離婚
1965	Boszormenyi-Nagy	家族の自己愛的な結びつき
1966	井村恒郎ら	母親の微妙な二重拘束性
1966	藤縄昭ら	家族の類型化
1966	高臣武史	家族の類型化
1966	三浦・小此木ら	比較家族研究
1969	本岡庸三郎	病的家庭の分析
1970	牧原浩	家族相互関係の類型

は成立しがたい基本構造になっていることは，今日も変わっていない。

3. 精神医学の研究対象としての家族

　精神神経学の親学会の立場にある精神神経学会に掲載された原著や総会の報告等の中で，タイトルに「家族」を含むものは，1902年から2001年までの100年間に72編認められた（日本精神神経学会百年史に添付された総目次CD-ROMによる検索結果）。これらの内容は1970年代までは，満田（1953）らの研究に代表される家族歴調査に基づく遺伝研究や，家族の類型や患者家族関係に焦点を当てた家族研究が多くを占めていた。家族研究では，1950年代から海外で提唱された「統合失調症を生み出す母親」「二重拘束説」などの仮説が紹介され，それらの仮説や独自の家族成因論などが検証された。日本での家族研究については，西園の的確な総括がある[7]。

　統合失調症の成因をもっぱら生物学的なレベルと心因ないし家族因のレベルで追求してきた研究が1970年代で衰退したことは，1970年代後半に提唱され

た生物・心理・社会モデルや脆弱性－ストレスモデルが統合失調症を理解する枠組みとして広く受け入れられるようになったことと呼応していよう[11]。その結果，今日では，統合失調症は「遺伝病でも，家族の育て方が原因となって発症するものでもない」と説明されることが通常となっている。

　しかし，実証されざる遺伝や家族因に関する仮説が，社会や精神科医療の従事者に与えた影響は決して小さくはなかった。たとえば，家族会の全国組織作りに奔走した石川[2]は「社会一般がこの病気の原因を大部分遺伝によるものと断定し，そこから非常な偏見と差別の目を向けている現状では……世評の前に摺伏せざるを得ない」と精神病遺伝疾患説に論駁できないもどかしさを訴えた。また，家族因説は家族に罪悪感を与え，専門家と家族の信頼関係にも影響を与えた。1972年の精神神経学会のシンポジウムで，統合失調症の症状が「家族というcontextの中ではある程度理解できるものとなってくる」と指摘したある演者[5]は，Fromm-Reichmannを引用する形で「家族と会うことがマイナスの意味を持つおそれ」を語っていた。こうした専門家の姿勢を理不尽と感じた家族もいたのではないかと想像する。さらに，不幸なことは，統合失調症の心因仮説に基づき家族に強く反省を迫るような治療法に対しても，身内の発症に自責感を抱いた家族が，一縷の希望を抱いて殺到し，さらに傷つく結果となるような事態があったことである[1]。

4．「当事者」としての家族

　法制度にせよ，精神医学的研究にせよ，家族が自ら望んだものではなかった。家族は，長い間，世間の目を気にして，息を潜めて暮らしてきた。1964年のライシャワー事件を機に，政府が精神衛生法緊急一部改正法を国会に上程しようとしたとき，家族は，初めて自分たちの主張を組織的に表明する機会を得た。この改正法では，精神障害者に対する大幅な警察権の介入が盛り込まれていたが，危機感を募らせた東京，京都，栃木など各地の家族会が，精神科医などとともに反対の声を挙げ，政府に上程を断念させたのである。同じ年の精神神経学会総会で「精神衛生法改正の問題点」と題したシンポジウムが開催され，前

述の石川氏が家族を代表して，家族の苦悩，家族会の必要性，リハビリテーション施策の充実などを訴えた。満場の聴衆の拍手に石川は涙がこみ上げてきて言葉にならず，黙ってお辞儀をし続けたという。1965年の9月に新宿・安田生命ホールに家族等500名が参加して全国精神障害者家族連合会（後に全国精神障害者家族会連合会と改称された，以下全家連）が結成された。家族は，意を決して自ら精神障害者家族と名乗り，勇気を持って社会に訴えていくことを誓った[14]。「当事者」としての家族の誕生である。

その後，全国の病院や地域に家族会が誕生し，家族相互の支え合いや相談活動，学習活動（家族教室など），精神障害者への支援活動，陳情や募金活動，社会への啓発活動など多彩な活動に取り組んできた。また国などが本腰を入れて取り組もうとしなかった小規模作業所などの設立や運営にも関わるなど，地域での精神障害者支援に一定の影響力を持つようになった。全家連は，福祉法の制定を訴えるなどの運動をしたほか，1994年から国で唯一の社会復帰促進センターの指定を受けた。指定の理由は，「精神障害者の置かれている状況をもっともよく理解する家族等が関与する」[10]組織であるからとされた。

こうした「当事者」としての家族は専門家によって支援された。家族会の設立には，古川復一友部病院院長や竹村堅次昭和大学付属烏山病院長ら精神科医や，厚生省の担当者であった大谷藤郎技官など行政関係者から少なからぬ関与があった[14]。やがて全家連の会員などを対象として家族に関する大規模な調査活動を行う専門家が現れ，その結果に基づき，精神障害者家族を支援する意義が広く理解され，その方法が模索されるようになった。

そうした流れの中で行われたのが，感情表出の研究である[4]。感情表出（Expressed Emotion，以下EE）は，家族が表出する感情の内容とその量により，家族関係を把握するものである。「過度の巻き込まれ」や「批判」などの下位尺度が区別され，それらが高い，すなわちhigh EEの場合には，統合失調症の再発が有意に増加することがほぼ世界的に確認された。大島らはEE研究について追試するとともに，高い再発率を示すhigh EE家族の背景には，生活者や援助者として機能することの困難があることを推定し，家族支援の重要性を指摘した[9]。1990年代には，家族心理教育的アプローチが広く紹介され

た結果,保健所などでは家族会の後援という形ではなく,自ら主宰し新たな参加者を募って家族教室を行うようにもなった。

このように1960年代以降,自らを「精神障害者家族」と規定した家族は,「当事者」として本人とならぶ支援の対象として位置づけられるようになり,専門家がそのニードを調査し,得られた知見を元に家族を支援するための方法や技術が開発されるようになった。

5.「当事者」としての「本人」の登場と「家族」の多様化

保護者の制度は,実態はともかく,本人とその家族が利害を1つにすること,すなわち家族が本人の代弁者であることを前提にしていた。また,家族会もある時期までは,自らを物言えぬ本人に代わって精神障害者の権利を擁護する者であると規定する傾向があった。本人の側から見ても,家族を頼りにする気持ちは概して強い。かつてデイケア通所者に家族に関する意見を聞いたところ,「入院のとき差し入れてくれて嬉しかった」「退院したあと,父が釣りに連れていってくれて嬉しかった」など,家族への感謝の念を率直に語った回答が多かった[12]。しかし,一方で,精神障害者を入院させて引き取ろうとしない家族が存在するのも事実である。昨今,7万2千人いるとされる社会的入院患者の中には,高齢の親が本人を保護する意欲を依然として保ち,かといって自宅に引き取るまでの余裕もないために,「退院しないこと」を暗黙の了解事項として外泊や面会だけを続けている場合もあるようである。中には精神障害者本人の意思とは関係なく「自分が死んだあとも一生入っていられる施設」を熱望する家族もある。こうした場合,家族は現状を維持するという機能を果たしているが,現状を改善させることに関しては障壁として立ち現れる可能性がある。また,high EE の家族の元へ退院させることは,適切とは考えられないと判断される場合もあろう。さらに,本人の障害年金を勝手に費消するなどの家族による権利侵害が表沙汰になる場合には,家族の関与を断つことが課題となることもあり得る。

このように,物心両面でゆとりのない家族,感情的に対立している家族など

の場合には，もはや，精神障害者の利益を守ることが不十分となったり，さらには，あからさまな利害の対立が生じる場合もあることが認識されるようになった。

　一方，1990年代には，精神障害者自身の活動が活発となり，全国組織である「全国精神障害者団体連合会」が結成された。彼らは「当事者」として，彼ら自身の視点から主張や運動を行うようになった。その中には，精神科病院への地道な訪問や行政データの情報公開請求などを通じて，精神医療改革を迫る大きな力を発揮するようになってきた活動もある。全家連の設立が家族の存在に「当事者」としての照明を当てたように，各地で開始され，全国的な規模で展開するようになった精神障害者自身の活動は，改めて精神障害者を「当事者」として適切に位置づけることを関係者に迫っている。今後は，家族も本人との立場の相違を認識した上で，家族自身にとっての「当事者」性とは何かを問い直したり，家族会などの活動のあり方を見直すことも必要になってこよう。

　また，家族自身の多様化も無視できない状況となっている。家族の構造や機能は戦後の期間を通じて大きく変貌した。家族の世帯規模は戦後一貫して減じてきており，戦後まもなくの3世代同居から，子ども2人が典型的とされた核家族の優勢期を経て，今日では未婚単身，高齢夫婦，高齢単身，DINKS（共働きで子どものいない夫婦）などいくつかの類型へと分散化した。それに伴い，従来家族が担うとされた相互扶助的機能，子の養育機能，福祉的機能，教育機能などにも変化が生じている。概して家族には余裕がなくなってきており，本人の療養に協力するどころか，家族自身に対しても外部からの支援が必要とされる，多問題家族ないし機能不全家族などと呼ばれる家族も増えている可能性がある。一方で，精神医療の専門家が出会う家族の続柄も，従来多かった親ばかりではなく，親の高齢化や死にともない，きょうだいが登場したり，また，うつ病では配偶者，認知症では子どもなど，以前に比べて多様になってきている。

6. これからの精神科医療と家族の位置づけ

　上述のような変化を反映して，近年，精神障害（者）と家族の関係にも流動的な要素がふえてきた。一般に家族内のある成員に精神疾患が発症した場合，他の家族成員との間で生じる関係は以下のどれかであり得る。すなわち，それは，1）家族がその精神疾患の発症の原因である，2）家族がその精神疾患の回復の妨害因子である，3）家族がその精神疾患の回復の支援者である，4）その精神疾患のために，家族と本人の間で加害ないし被害の関係が生じている，などである。特に4）は，今まであまり重視されてこなかった視点である。加害や被害の発生を本来家族がもつ危険性ととらえるかどうかは別として，少なくとも現に精神障害を1つのきっかけとして，患者や家族の間で身体的な攻撃や財産の搾取が生じることがあることは否めない事実である。こうした問題は警察などの「民事不介入」という対応方針から等閑に付されたり，あるいは十分な検討もなく精神障害に起因する問題として処理されるきらいがあった。しかし，配偶者間暴力や児童虐待が基本的には精神障害とは無関係に発生している状況を考えても，精神障害者が関係する家庭内の暴力や権利侵害の問題について，病気の関与の程度を個別的に評価し，被害者の救済を重視して対応することが必要となっていると感じる。たとえば，夫が統合失調症の妻に対して虐待行為を行っているという妻の言説に対しては，その事実関係を確認し，DVに対する一般的な対応も念頭に置いて，本人の安全を図る必要が出てくる。

　いずれにせよ，上述した4つの関係のありようは，特定の精神疾患について一義的に決定されるのではなく，個別的かつ多義的であり得る。統合失調症の家族であっても，high EE の家族もいれば low EE の家族もおり，また患者か家族が暴力を振るう場合もあればそうでない場合もあるということである。また，こうした本人と家族との関係性は固定的でもなく，時間の経過によって変化しうる。たとえば，うつ病の夫を家庭で誠実に世話していた妻が外に愛人を作り，それまでとはうって変わって夫の療養の妨げとなるような態度をとることがあり得る。

制度の変更の有無にかかわらず，これからも家族への関与を抜きにして精神障害者の治療を行うことができない状態が続こう．専門家の基本とすべき姿勢は，本人を直接の当事者とし，家族との関係を冷静に見定め，家族を本人に極めて近い「他人」と見て双方に過度の要求をすることなく，協力関係の中で最善を図っていくことである．臨床の現場では，家族と本人との関係が多義的，個別的，あるいは流動的な様相を呈していることを前提として柔軟に対応がなされるべきであり，こうしたことを度外視して強引に一義的，固定的な見解をもって「家族の位置づけ」を図ることは，家族のみならず本人の回復にも禍根を残す結果になることを歴史は教えている．

文　献

1) 浅野弘毅：小坂理論の波紋．精神医療論争史，批評社，東京，pp.76-85, 2000.
2) 石川正雄：家族の立場から．（松沢病院医局病院問題研究会編）精神衛生法をめぐる諸問題，pp.53-56, 1964
3) 呉秀三，樫田五郎：「精神病者私宅監置ノ実況及ビ其統計的観察」．創造印刷内精神医学神経学古典刊行会，東京，1973.
4) レフ, J., ヴォーン, C.（三野善央，牛島定信訳）：分裂病と家族の感情表出．金剛出版，東京，1991.
5) 松本雅彦：臨床における一家族像をめぐって．精神経誌，76；170-176, 1974.
6) 満田久敏：内因性精神病の遺伝臨床的研究．精神経誌，55；195-216, 1953.
7) 西園昌久：精神医学的家族研究の総括．精神経誌，76；156-163, 1974.
8) 岡田靖雄：日本精神科医療史．医学書院，東京，2002.
9) 大島巌，伊藤順一郎，柳橋雅彦，岡上和雄：精神分裂病者を支える家族の生活機能とEE（Expressed Emotion）の関連．精神経誌，96；493-512, 1994.
10) 精神保健福祉研究会監修：改訂精神保健福祉法詳解．中央法規出版，東京，p.495, 2001.
11) 白石弘巳：精神分裂病の脆弱性に影響を与える心理社会的要因．精神科治療学，12；479-485, 1997.
12) 白石弘巳，野中猛，土屋美樹，樫原美紀，鴻巣泰治，小野寺健，山澤真澄，柳夕子：デイケアメンバーが家族に望む接し方．病院・地域精神医学，41；294-295, 1998.
13) 白石弘巳：保護者の自傷他害監督防止義務：1億円損害賠償請求事件の検討．法と精神科臨床，3；13-22, 2000.
14) 全家連30年史編集委員会：みんなで歩けば道になる：全家連30年のあゆみ．全国精神障害者団体連合会，東京，1997.

第12章
精神障害者と家族(2)
——その現状と意見

1. はじめに

　精神医療，精神保健の領域では家族教育の重要性が指摘されている。治療を行う上で家族が的確な情報を持つことの重要性は言うまでもないことのように思われるが，現実に統合失調症などの精神疾患に罹患した身内をもつ家族の方々に対する支援プログラムが注目を集めるようになってきたのは，約10年ほど前からである。

　筆者の場合，病院や保健所の他，縁あって会員となった「市民と専門家のための健康・医療ガイドセンター」(以下「ガイドセンター」)という非営利の市民団体が主催する公開講座や交流会[9]などで家族の方々とお会いしてきた。「ガイドセンター」では1992年に初めて「統合失調症の家族のための公開講座」を企画した。この公開講座で，筆者は約100人の参加者を前に，約2時間にわたって統合失調症の症状や治療法，家族の対応法などについて講義を行い，その後2時間近く参加者からの質問にお答えした。その様子がたまたま新聞紙上に掲載されたところ，2,000件近い問い合わせの電話が殺到し，結局，その年公開講座には約900人が参加した[4]。

　本稿では，病院，保健所，「ガイドセンター」の公開講座などにおける経験をもとに，家族の精神疾患に対する理解のあり方，家族が病気に関して知りたいこと，家族の情報源と主治医に対する期待などについて述べ，家族に対する教育の重要性について論じたい。

2. 家族の病気や治療に関する理解

　以下に述べるのは，精神疾患，特に統合失調症の患者の父母ら家族の方の病気理解のあり方についての筆者らの調査結果である。

1) 家族は統合失調症の症状についてどう理解しているか？

　統合失調症の治療のために入院した患者の父母に，患者にどのような症状があったかを尋ねたところ，以下のような多彩な結果が得られた[10]。

　まず，身内の患者の「症状は何か」と聞かれて，「統合失調症」と病名を回答したり，「神経が飛び越えたとき起こる」と症状の発現するメカニズムについて自説を述べた人がいた。このような人は，まず症状という言葉の意味がよく理解できていない可能性が高い。また，症状を具体的に言い表せず「今までの性格とは全然違う」「長い間テレビを見ている」と回答した人もいた。このような人は，精神状態の変化に気づきながら，性格や正常な言動とは区別される症状の部分を認識したり，言語で表現することが困難なようであった。

　次に，「頑固」「わがまま」「怠け」などを症状として挙げ，性格と症状を区別されていないと考えられる場合があった。たとえば，おそらく「やればできるのにやらない」という意味を込めて「働こうとしない」と表現した家族がいた。こうした状態は，性格のために「働かない」のではなく，病気のもたらす障害のために「働きたいのに働けない」と考えるべきところである。

　さらに，統合失調症に特徴的とは言えない言動を症状として挙げたものがあった。たとえば「不満を感じると時に暴力的になる」「不眠」などである。これらは，身近に接していて特に目立つこと，問題と感じていることを挙げた結果と思われる。確かに統合失調症の人にこれらが見られる場合はあるが，これらは統合失調症の核心的症状ではない。

　さすがに幻覚や妄想について回答した人は多かったものの，ここでも「天井裏に盗聴器があるといって譲らない」など患者の言動をそのまま述べる人がいた。また，「妄想」という言葉を挙げた場合でも，この症状の「訂正ができな

い判断の誤り」という本来の意味についてよく理解しているとは思えない回答があった。さらに,「自分の考えが周囲に伝わる」(考想伝播)など,統合失調症の診断を左右する重要な症状を挙げた人は少なかった。

　精神症状とは,通常の精神活動では見られないものが付加されたか,あるいは通常あるべき精神活動が減退したり消失したりすることである。しかし,初めて経験する人にとっては,通常と比較して異変が起きていることは認識できても,それを精神症状として認識し,適切な言葉で表現すること,さらにその中で統合失調症の本質的な症状が何かを認識することは,決して容易なことではないことが分かる。

　統合失調症では,再発を防ぎ,再発に対しては早期に治療を行うことが大切である。ある家族は,これまでの再発の回数を尋ねられて「毎日再発してます」と回答した。しかし,これは再発の正しい理解とは言えない。病気の症状が的確に理解されていなければ,再発の徴候を見出すことや,生じているできごとについて主治医に的確な情報を伝えることに支障がでる可能性がある。また,「頑固」「わがまま」「怠け」と見えるものが,実際は病気のために生じている思考の障害や意欲低下などの症状であると知らず,本人に批判的に接すると,再発の可能性が高まることが実証されている[3]。

2) 家族は統合失調症の原因についてどう理解しているか？

　次に,統合失調症の原因について家族の意見をうかがうと,本人の性格,家庭環境や育児の問題,対人関係や社会での挫折など,さまざまなものが挙げられた[5)注]。人は,一般に,何かあると原因について自分なりの推測をするものである。しかも,父母の間で必ずしも原因についての考えが一致しているとは限らず,罹病期間が長期化するとともにこの考え方の違いが拡大する場合があることがうかがわれた[1]。本人の場合は,家族よりも「いじめ」など対人関係や社会的要因を病気の原因として挙げることが多かった。本人や家族の回答は,通常個人的経験から病気の原因を推測したもので,自ずと限界がある。実際に

注)　この結果をまとめた表は p.181 参照のこと。

は，統合失調症の原因はいまだ十分に確定されているわけではない。それでも，近年研究は急速に進行中であり，1995年に「こころの科学」という雑誌が大学教授に同様の質問をしたところ多かったのは，「何らかの遺伝子異常と脳の生化学的，生理学的変化が基礎となり，そこに環境要因や心理学的要因が加わって発症」「(脳内の伝達物質である)ドーパミン系の異常が幻覚，妄想などの陽性症状と関係／前頭葉での代謝低下が感情鈍麻や意欲低下と関係」などという回答であった。このように，家族や本人の原因に関する認識と，専門家のそれとは隔たりがある場合が往々にしてあると考えられる。

　原因がまだ確立していないと聞いて，治療法がないと思い失望する人がいるが，もちろんそれは正しくない。逆に原因が分かれば，ただちに治療法が確立するとも限らない。こうしたことを理解していないことが，家族の不安や不満につながることがありうる。

　また，家族や本人の間で「病気になったのは○○のせい」などと責任の所在をめぐって，家族の誰かが別の家族を非難することも生じうる。こうした事態は家庭全体のストレスを高め，本人の再発にも影響する。さらに，母親などが「自分の育て方がよくなかった」と必要以上に自分を責め続けると，償いとして本人に必要以上に保護的に接することも懸念される。必要以上の保護が後に述べるような「感情的巻き込まれ」という程度に達すると，本人の再発の可能性を高めることになる。家族を含む関係者が病気の原因についてお互いの理解を確認することは，不必要な争いを避けるためだけでなく，治療上も大変重要である。

3) 家族は統合失調症の治療とその後の経過についてどう理解しているか？

　ある家族は，身内の方が抗精神病薬服用を開始して数日後に「すぐよくなると思ったのに全然変わらない」と不安の声をもらされた。手のふるえなどパーキンソン症状群と呼ばれる抗精神病薬の副作用が生じたことを心配して，治療法が間違っているのかどうか主治医に内緒で質問してきた人もある。抗精神病薬による治療が効果を現すのに数日は十分とは言えず，また，軽度なパーキンソン症状群のために服薬を中止することは通常必要ない。こうした専門家にと

表1 デイケアメンバー，家族，精神保健福祉従事者が考える10年後の状態

	デイケアメンバー	デイケアメンバーの家族	精神保健福祉従事者
かなりの改善あり	22 (64.7%)	19 (37.3%)	2 (4.7%)
少し改善あり	2 (5.9%)	12 (23.5%)	21 (48.8%)
現状維持	1 (2.9%)	5 (9.8%)	5 (11.6%)
状態悪化	1 (2.9%)	3 (5.9%)	4 (9.3%)
「分からない」・無回答	8 (23.5%)	12 (23.5%)	11 (25.6%)
計	34 (100%)	51 (100%)	43 (100%)

χ^2検定にて有意差あり（文献7より）

っては言うまでもないことでも，はじめて病気の治療を経験する家族には大きな不安の種となりうる。この他，「何でこの前効果があった薬が今回は効果がないのか」「薬を飲んでいたのになぜ再発したのか」「入院したらかえって悪くなったように見える。そんなことがあるのか」……など治療をめぐる家族の質問は尽きない。

「統合失調症は治るのか」という質問も，家族の方からよく受ける質問の1つである。統合失調症は，かつて言われたような「精神の荒廃に至る病気」ではなく，「慢性，再発性に経過し，多かれ少なかれ生活機能の障害をもたらす病気」と考えられるようになってきた。決して悲観することはないが，治療にそれなりの時間がかかることも覚悟しなければならない。

家族自身に再発の回数を予測してもらったところ，「再発しない」という回答が多かった。また「再発のことは考えたくありません」という回答もあった。さらに，同じ質問票で10年後の本人の状態の予測をしてもらい，本人，専門家の予測と比較したところ，表1のようになった[7]。家族の回答は，本人，専門家の中間的な値となった。

こうしたことを総合すると，家族は「この病気は治らないのではないか」という不安を抱きながら，一方で「何とかよくなってほしい」という切実な気持ちを抱いていることが改めて分かる。本当は，統合失調症の患者の10年先の状態を予測することは，専門家にも困難と言うべきである。現在，急性期で幻覚妄想状態にある人がその後回復することが十分あり得る一方で，ほとんど症状がない状態で経過してきた人が，母親が死亡した後突如として幻覚妄想状態

に陥り，なかなか回復しない，といったことが時としてあるからである。

統合失調症は，たとえば手術などの荒療治をして，それが成功すれば1回で治癒するという種類の病気ではない。奇跡的な治療法に期待するより，現在ある薬物療法，心理的，社会的治療法の三者を有効に組み合わせ，息長く治療を続けることが大切である。したがって，可能な限り強制的な治療を避けつつ，本人が自覚して治療が行われることが長期的には効果を発揮する。しかし，必ず本人の自覚が得られるとは限らず，また強制的な治療を行うべきかどうかの見極めも往々にして困難なことがある。そのために，治療のあり方について家族の理解を得，治療の協力者という立場で関与してもらうことには大きな意味がある。

3. 家族が知りたいこと

筆者らは，1993年の「ガイドセンター」主催の公開講座において，「精神医療に関して家族が知りたいことは何か」に関するアンケート調査を実施した。

アンケート調査では，参加者が関心を持つ可能性のあるテーマを22掲げ，今後聴講を希望するものをすべて選んでもらった。図1に聴講希望の多かったテーマとその希望者数を示した（回答者数306人）。テーマの中では，「家族の接し方」（187人），「自立のための情報」（180人）がもっとも多く，「薬の知識」（141人），「相談できる場所の情報」（128人），「リハビリテーション」（128人）などが続いていた。「病気の症状」「病気の経過」「治療法一般」がその後に続いているのは，おそらく公開講座でこれらに関する説明をすでに一通り行った後の調査であるからであろう。いずれにせよ，回答者は医療そのものに関する情報だけでなく，家族との接し方や社会資源など，広い意味で本人と家族の社会生活を支えるための情報を強く欲していることが確認された。

テーマによっては，聴講希望の有無により比較すると，本人の年齢や性別，罹病期間が有意に異なっているものがあった。たとえば「就職」について聴講希望すると回答したのは，罹病期間が短い場合であった（平均罹病期間は希望する場合6.5年，希望しない場合10.2年）。「病気の経過」「リハビリテーショ

```
家族の接し方         187
自立のための情報      180
薬の知識             141
相談できる場所の情報   130
リハビリテーション     128
治療施設情報          120
病気の経過            112
治療法一般            112
病気の症状            110
受けられる援助         91
就職                 75
結婚                 69
障害年金              64
遺伝                 58
職場の人間関係         48
保護者の義務           41
```

図 1　家族の聴講希望が多かったテーマ（回答者 308 人，複数回答）

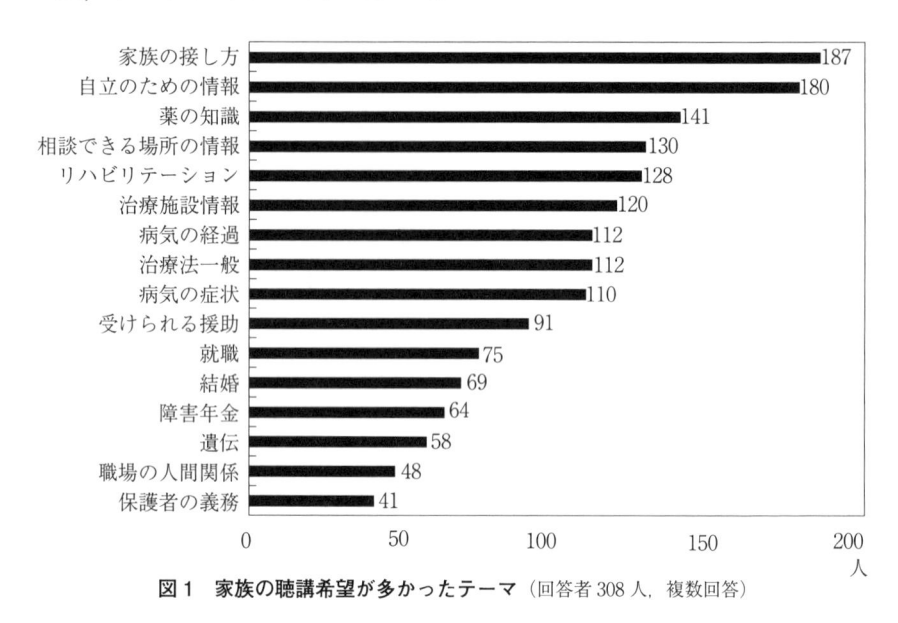

ン」「自立のための情報」も同様に，罹病期間が短い場合に聴講希望が有意に多かった。一方，「保護者の義務」について聴講を希望すると回答したのは，罹病期間が長い場合に多かった（平均罹病期間は希望する場合 13.5 年，希望しない場合 8.6 年）。「障害年金」「受けられる援助」についても罹病期間が長い場合に，聴講希望が多いという統計結果であった。

　少し古いが，1982 年に石原邦雄が報告した，精神障害者の家族についての調査結果によると，罹病期間が長くなると，精神障害者が暮らす場所の見込みは，自宅が減り，徐々に病院が増加し，罹病期間 10 年から 15 年のあたりで自宅と病院の数が逆転した。こうした調査を下敷きにしてみると，罹病期間に応じて，家族が聴講を希望するテーマの内容が変化していくことの意味が理解できる。当然のことながら，家族が求める情報は，家族や患者本人が置かれた状況と密接に関係していると言える。

　クラスター分析という統計手法で，回答者の聴講希望をグループ化すると，第 1 群：病気の症状や経過などの医学的説明を主に希望する群，第 2 群：「就職」「職場の人間関係」「自立のための情報」など職業的な自立に関心が強い群，

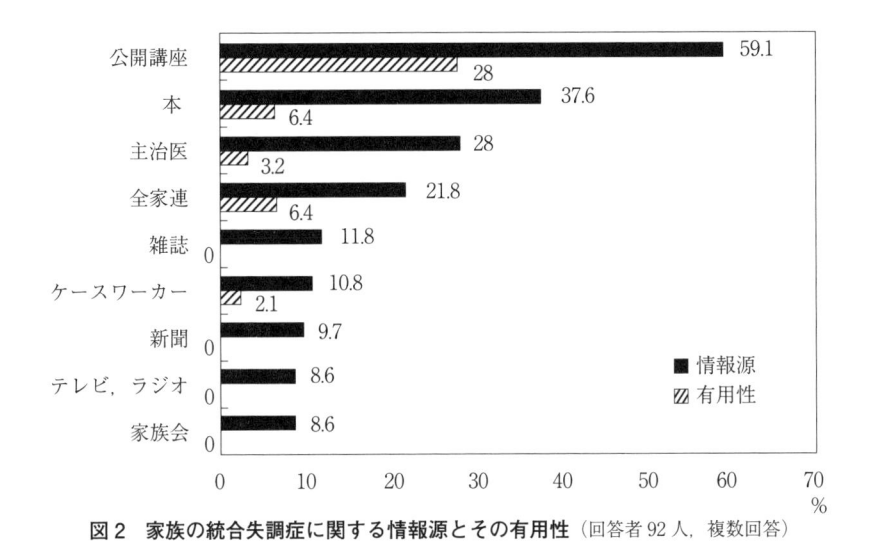

```
公開講座     59.1 / 28
本          37.6 / 6.4
主治医       28 / 3.2
全家連       21.8 / 6.4
雑誌        11.8 / 0
ケースワーカー  10.8 / 2.1
新聞        9.7 / 0
テレビ，ラジオ 8.6 / 0
家族会       8.6 / 0
```

図2 家族の統合失調症に関する情報源とその有用性（回答者92人，複数回答）
（■ 情報源　⊘ 有用性）

第3群：「遺伝」「子育て」「結婚」に関心が強い群，第4群：「精神保健法」「家族会」「保護者の義務」「障害年金」など法律，制度に関心が強い群，に分けられた．上述した罹病期間との関係から考えると，第1群は，治療に関心を向けているまだ病状が安定しない群，第2群および第3群は社会復帰が課題となっている群，第4群は罹病期間が長期化するにつれ本人，家族ともに社会資源の利用を切実に感じるようになってきた群であることが予想される．

4. 家族の情報源と主治医に対する期待

こうした精神科医療に関する情報を家族がどのようにして得ているのか「ガイドセンター」で調査したことがある．その結果，図2のような結果が得られた[6]．「ガイドセンター」の公開講座を別とすれば，本や主治医などを情報源としていると回答する家族が多かったが，少なくともこのアンケートの回答者にとって，主治医は有用な情報の提供源とは評価されていなかった．本から情報を得るという回答が主治医より多かったが，実際，アンケート回答者の75％以上が「統合失調症関連の本を読む」と回答し，62.5％の人が「他の本や雑誌

の講読を希望する」と回答した。しかし，「主治医から本の情報を得た」と回答した人は9.9％，「読んだ本について主治医と話す」と回答した人は8.6％に止まっていた。つまり，こうした家族は主治医とは関係なく自分で本を探し，主治医の意見を聞くこともなく自分なりに理解しようと努めていたことになる。しかし，本を読んでも「難しすぎる」「知りたいことに直接答えてくれるものがない」などの感想があり，本はすでにある程度情報や経験を持つ人でなければ必ずしも適切な情報提供源とならない可能性があると思われた。

「ガイドセンター」の公開講座は，なかなか情報を得られないでいた家族のニードに応えたものであったと思われる。公開講座に講師として参加して，少なからぬ家族が身内の方の精神疾患の治療について「このままでいいのだろうか」という不安を抱き，「もう少しよいやり方がどこかにあるのではないか」とわらにもすがる気持ちを抱いていることがよく理解できた。当時「こうした話を10年前に聞ければ，うちの子どもの経過はきっと違っていたと思う」というご家族の声を何度も聞いた。この体験は，筆者らにとっても情報提供の必要性やそのあり方をめぐって大変勉強になった。

当然，家族は主治医がもっと情報を提供してくれることを希望している。主として統合失調症のご家族が回答された「家族が精神医療に望むこと」というアンケート調査（1997）でも，「よくしてもらっている」「いい先生に巡り会えてよかった」という声の一方で，本人に対して「薬を処方するだけでなく」「本人の話をよく聞き」「いろいろ説明したり」「アドバイスしたり」「暖かい声をかけたり，励ましたり」して欲しい，といった意見が寄せられ，また家族に対しても説明や働きかけを希望するという意見が少なからず寄せられた。

5. 家族教育の必要性

ここまで，統合失調症などの精神疾患に罹患した身内をもつ家族にとって，病気を理解することは一般に容易ではないこと，しかも正確な情報の不足は本人の治療経過にも影響を与えること，さらに多くの家族は生活上どのように対応すべきかとまどい，「このままでよいのか」などと不安を抱き，生活面に関

表2　回復した家族のあり方

1) 病気に対して	障害を残したり，完治しない可能性があることを知っている。一方で，何とかなるという希望，何とかしたいという意思を持っている。
2) 本人に対して	優しさや暖かさを持っている。一方で，厳しさを併せ持っている。
3) 専門家に対して	専門家のサービスに感謝の気持ちを持っている。一方で，不安，不満，要求を表明することができる。
4) 自分に対して	本人に関わる決意を持っている。一方で，自分の人生の目標や楽しみを追求することができる。
5) 社会に対して	本人のため不必要なことは言わない。一方で，必要なら，本人のために行動し，要求を出す力，社会的活動を行う力を持っている。

しても指針を求めていること，主治医は情報の提供者として十分機能していないと評価される場合があること，などについて述べてきた。

　精神医療の側でも90年代に入り，統合失調症などの精神疾患の再発を防ぎ，また社会生活を支援するには，家族に対して情報提供をしたり，患者との間で生じる問題に対処する技能を高める機会を設けることが重要であるということが，広く認識されるようになってきた。こうした家族支援プログラムは，一般に心理教育と言われる。この言葉には，病気を受容することの難しさやストレスの高さなど，家族の実状に配慮しつつ，コミュニケーションを図りながら，必要な情報を提供していくという意味合いが込められている。

　教育には，知っている人から知らない人へ情報を提供するというイメージがあるが，発病当初を除けば，実際には「分かっている，でも……」ということが非常に多いと考えられる。表2に，筆者が考える回復した家族のあり方を示した。これが家族教育の目標とも言える。こうしたことは，いわば「当たり前のこと」であるが，当たり前のことを当たり前に行うことこそが本来の目標であり，かつもっとも難しいことと考えるべきなのである[8]。

　心理教育は，感情表出の研究と呼ばれる外国の研究を受けて誕生した。この研究は，統合失調症患者の家族に面接を行い，患者に対する非難や批判的な言動（「この子は怠け者で役立たず」「こんな子どもを生まなければよかった」など）や，感情的に巻き込まれた言動（「私はこの子に死ぬ気で尽くす」「この子は私がいなければ片時も生きていけない」など）が一定の基準を越える場合に，

再発の危険が数倍近く高まることを示したものである[3]。

　日本では，長い間家族会が相互学習の場であったが，90年代以降，保健所や病院で，この心理教育的アプローチを念頭に置いた家族グループを行うところが増えてきた。患者本人を含めた家族単位のグループなども試行されている。こうした試みを拡大し，家族が希望すれば必ず受講できるよう，スタッフの研修やこの活動を診療報酬の対象とするなどの体制づくりを全国的規模で進めることが提案されている。家族会でも，従来の勉強会を発展させて家族から家族への教育的プログラムを実施することが課題となってきている。

　もちろん，こうした試みは主治医による情報提供を前提として，それを補完するために行われるべきである。その際，まず本人に対する情報提供を前提とし，必要に応じて家族にも家族の立場に即した情報を提供することが求められている。確かに，外来の診察中に十分な時間をとることは容易ではないことが多いが，主治医にしか言えないこと，主治医だから言えることが多々あるのであり，患者，家族を問わず，たとえ限られた時間でも，主治医との会話の中から有効な情報を引き出すことが基本となるべきことを忘れてはならないであろう。

6．おわりに

　筆者の経験の乏しさから，主として統合失調症に罹患した身内をもつ家族の方に対する教育の必要性について論じた。しかし，教育的アプローチが必要なのは統合失調症，ひいては精神疾患に限るものではないことは言うまでもない。むしろ，慢性に経過する糖尿病など身体疾患の治療において教育的アプローチの重要性は早くから指摘されていたのであり，すでに多くの経験の蓄積もある。精神疾患に対する本人や家族に対する教育も，こうした経験に目を配りつつ行われるべきであると考える。

文　献

1）井ノ内美雪，他：精神分裂病の原因に対する父母の認識：知識面接を基にした質問紙へ

の回答の分析．病院・地域精神医学，41；186-193, 1997.
2) 石原邦雄：精神病の長期化と家族の対応．精神衛生研究，28；91-105, 1982.
3) レフ，J., ヴォーン，C.（三野善央，牛島定信訳）：分裂病と家族の感情表出．金剛出版，東京，1991.
4) 大賀達雄，他：精神分裂病の家族に対する心理教育：公開講座による試み．こころの健康，9（2）；46-52, 1994.
5) 白石弘巳，他：精神分裂病の家族に対する心理教育の一技法：テストと答え合わせの授業を擬して．家族療法研究，13；130-139, 1996.
6) 白石弘巳：家族の分裂病理解と心理教育に対する期待．（木戸幸聖監修）心理教育実践マニュアル，金剛出版，東京，pp.35-51, 1996.
7) 白石弘巳：心理教育をエンパワーする．治療の聲，2；61-69, 1999a.
8) 白石弘巳：家族が病気になったとき．心のブラックホール，講談社，東京，pp.70-103, 1999b.
9) 白石弘巳，他：家族と専門家のための交流会．東北精神医療，28；2-10, 2000.
10) 角田明美，他：精神分裂病に対する家族の認識：知識面接をもとにした質問紙への自由記載から見て．病院・地域精神医学，39；61-70, 1996.
11) 山下格：（解説）精神科主任教授アンケート：精神分裂病を考える．こころの科学，60；83-101, 1995.

第13章
社会的入院の実態と家族

1. はじめに

　わが国は，世界的に見ても人口万対精神病床数が多く，長期入院の精神障害者が多いとされている。長期入院患者を可能な限り退院させ，地域で生活する支援体制を整えることの重要性はつとに指摘されてきたが，2002（平成14）年12月，社会保障審議会障害者部会精神障害分会報告書に「受け入れ条件が整えば退院可能」な社会的入院患者が7万2千人存在するとの数字が盛り込まれ，今後10年間をめどにこれらの患者の退院がめざされることとなってから，こうした患者の退院促進事業が脚光を浴びるようになった。

　いわゆる社会的入院患者が生み出された背景については，さまざまな指摘がなされている。たとえば，日本精神科病院協会では，以下のような背景因子があると説明している[2]。

　(1) 精神症状の持続，(2) 入院（院内生活）による適応維持，(3) 退院後の受け皿不足，(4) 家族の受け入れの限界，(5) 退院促進のためのインセンティブの欠如。このうち，家族が患者を受け入れることの困難については，これまで，全国精神障害者家族会連合会などが家族の置かれている過酷な状況に関するさまざまな調査結果を公表し，法改正にあたっては家族の高負担の根拠の1つとなっている保護者制度廃止の必要性を訴えてきた。しかし，いわゆる社会的入院患者の家族状況について，いまだ十分明らかにされているとは言えない。今後，社会的入院患者の退院促進を円滑に進めるためのみならず，日本の精神

科医療における家族のあり方について再考するためにも，その家族状況について詳細に把握することがぜひ必要である。

本稿では，愛媛県内の精神科医療機関の協力を得て，愛媛県精神障害者家族会連合会が行った社会的入院患者と家族等に関する調査の結果について報告し，精神保健福祉システムの抜本的改革のために保護者制度の改革が不可避であることについて論じたい。

2. 対象と方法

1) 対象

以下の条件を満たす入院患者を対象とした。(1)「統合失調症と診断されている」，(2)「精神科医療機関に2年以上入院中」，(3)「条件を整えれば半年以内に退院可能」。このような条件で対象を選出した理由は以下の通りである。まず，対象者を統合失調症に限ったのは，この診断名の患者が精神科病院の入院者の6割以上を占め，かつ，長期在院者が多いことが知られており，退院促進を進めるにあたって中心的対象であると考えたからである。また，長期入院の定義としては，3年ないし5年などとすることも考えられるが，近年，統合失調症の患者の9割前後が1年以内に退院していくことに鑑み，現状で2年間以上入院を継続している人の中には社会的事情がある人が少なくないと推定した。さらに，今後医療機関が退院促進に取り組む場合に対象となる者を想定して，「半年以内に退院が可能」という条件を加えた。

種々の制約から，全数調査は困難であったので，可能な限り地域的な要因に由来する偏りを減ずるべく，県内の所在地を考慮して7つの精神科病院に協力を依頼し，各病院の主治医が，それぞれ20例をめどに選定した対象者に対して調査を実施した。

2) 方法

調査に際しては，その目的と内容について患者本人と家族に説明し，書面にて同意を得た。

調査は，以下のような内容とした。

a）医療機関の担当者が記入する小票：対象者の病歴，今回の入院期間，家族状況，退院を困難にしている要因（「病的症状が残っていること」「再発しやすいこと」「家事などの生活能力が乏しいこと」「日中過ごす場所がないこと」「生活費を確保できないこと」「服薬管理ができないこと」「生活費の管理ができないこと」など19項目について，それぞれ「あり」「なし」で回答），家族に期待できる援助（「同居」「アパート入居の保証人」「生活費などの金銭援助」「日常的な家事援助」など11項目について，それぞれ「あり」「なし」で回答），退院可能性（「可能性が高い」「可能性がある」「可能性が低い」「可能性がない」「不明」の5つの選択肢から1つを選択），退院準備状況の評価，など。

b）本人への調査票：退院希望の有無，退院を困難にしている要因，最近の状態，家族との関係，退院後の生活の見通し，など。

c）家族への調査：退院についての見通し，外泊や面会の有無，社会資源に関する知識，5分間スピーチサンプル法による感情表出（Expressed Emotion; EE）測定。

退院準備状況や家族の感情表出に関する評価結果などについては，別の機会に報告する。

調査は，入院先の医療機関の看護職員などが，小票記入と前後して，対象者に対して調査票の質問を読み上げ，対象者の回答を聞いて，回答欄に記載して行った。調査は，患者の場合は入院先の医療機関内で行い，家族の場合は来院時に医療機関内で行うこととしたが，困難な場合には職員が家庭訪問して行った。

調査実施期間は，2003（平成15）年7月から9月とした。

回収された調査票について，その内容をコンピューターに入力し，統計解析ソフトSPSSを用いて統計処理を行った。

3. 結　果

1）調査実施数

7協力医療機関から，104の調査票が回収された。うち家族からも回答が得られたのはは63であった。以下に示す集計結果は，回答未記入分などを除いたため，合計数が総数に満たないものがある。

2）対象者およびその家族のプロフィール

①対象者のプロフィール

医療機関が記入した小票を集計して得た対象者104人のプロフィールを表1にまとめた。対象者は，男性が女性の約1.6倍で，40歳代から60歳代にわたっていた。発病してからすでに平均30年近く経過しており，この間の入院期間も平均で約20年という状況であった。その一方で，就労経験があるものは，全体の6割に上り，就労期間の合計が10年以上という人も20人（就労者の33.8%）いた。しかし，最終就労年齢は概して若く，40歳以降就労歴があったのは5人（同7.8%）にとどまっていた。多くの対象者は，就労しなくなってからかなりの年月が経過していた。

また，74人（71.1%）が障害年金を受給しており，このほか，現在受給していないが有資格者であるという人も6人いた。94人には連絡可能な家族が存在していた。

入院病棟は，開放病棟が98人（94.2%）と多く，また，任意入院患者が92人（88.5%）と多数を占めていた。

退院を困難にしている要因として示した19項目に対して，医療機関職員がそれぞれ「あり」「なし」と二者択一で評価した結果を因子分析した。主成分を分析し，バリマックス回転法により，因子負荷量が大きい順に4因子を取り出したところ，(1)生活障害，(2)病状と家族の非協力，(3)生活基盤の問題，(4)退院先の確保困難，の4因子が検出された（表2）。

本人が退院後の生活について心配していることを表3にあげた。上位にあげ

表1 対象者のプロフィール

性別	男性 64人　女性 39人
平均年齢	54.8±10.1 歳
罹病期間	29.4±10.9 年
平均入院期間	12.8±10.6 年
これまでの総入院期間	19.9±11.1 年
就労経験	あり 63人　なし 16人
障害年金	受給 74人
病棟	閉鎖 6人　開放 98人
入院形態	医療保護 12人　任意 92人
家族	94人に連絡可能な家族あり

表2 退院を困難にしている要因（医療機関の認識）

回転後の因子行列

	因子			
	生活障害	病状と家族の非協力	生活基盤の問題	退院先の確保困難
援助表明困難	.673	.046	.047	.004
服薬管理困難	.668	.357	.006	.066
衛生管理困難	.596	.044	.040	-.018
金銭管理困難	.535	-.041	.094	.075
火の始末困難	.523	.030	.300	.236
生活能力乏しい	.446	.023	.283	-.254
家族退院反対	.023	.644	-.020	-.140
再発しやすい	-.016	.417	.081	.358
症状が残っている	.079	.387	.013	.061
家族協力なし	.030	.243	.135	.222
近隣住民退院反対	-.023	-.195	.077	-.054
生活費なし	.028	-.165	.493	.070
日中過ごし先なし	.111	.088	.385	-.068
通院困難	.354	.004	.362	.140
アルコール問題	.144	.011	.305	.103
本人退院希望なし	-.241	-.144	.369	-.546
退院先なし	-.070	-.066	.253	.421
退院希望条件困難	.227	.009	.080	.408
その他	-.027	.083	-.013	.134

因子抽出法：主因子法
回転法：Kaiser の正規化を伴わないバリマックス法

られたのは，「家族が受け入れてくれない」「暮らす家がない」で，以下「家事ができない」「経済保証がない」「すぐ相談できない」などが続き，病状の問題はそれより少なかった．

②家族のプロフィール

先に述べたように，調査対象104人のうち，家族への調査に協力が得られたのは，63人（58.7％）であった．他の家族に対しては不同意（21人）ないし連絡不能（13人）のため，調査を行うことができなかった．回答者は父母22人，きょうだい36人，その他3人であった．回答者の年齢は，70歳以上28人（49.9％），60歳ないし70歳未満15人（24.6％）で全体の7割強を占めた．

調査に協力が得られた家族がこれまでに感じた困難について表4にまとめた．これは，家族が感じた困難についての13項目の質問に対して，それぞれ二者択一式に「あり」「なし」を選択した結果を因子分析したものである．主成分を分析し，バリマックス回転法により，因子負荷量が大きい順に4因子を取り出したところ，(1) 患者の行動に対する困惑，(2) 強制治療や保護にともなう問題，(3) 患者を統御できないこと，(4) 患者の暴力，の4因子が浮上した．

③対象者と家族の関係

上述の体験にもかかわらず，41人（68.4％）の家族が本人を「世話をする意欲は衰えていない」と回答した．医療機関の職員から得られた対象者104人の過去3カ月間に面会（表5）や外泊（表6）の回数を見ると，毎月1回以上面会にくる家族が30人（28.8％）おり，対象者の約半数が最低1回は面会していた．また，約7割の対象者が最近電話で連絡を取り合ったと回答し，47人（45.2％）の患者が「家族に頼みたいことがある」と回答した．以上，かなりの患者が家族と連絡を保ち，家族に支援者としての役割を期待していると考えられた．

しかし，一方，外泊を月1回以上している者は2人（1.9％）にとどまり，3カ月間に一度も外泊していなかった者が80人（76.9％）を占めたことは，たとえ外泊という形でも家族の元に戻ることの困難さを示していると考えられた．

表3 本人が退院後の生活に関して心配している点（複数回答）

心配していること	「かなり困る」	「少し困る」	両者の合計
家族が受け入れてくれない	35（33.7%）	21（20.2%）	56（53.9%）
暮らす家がない	32（30.8%）	16（15.3%）	48（46.1%）
家事ができない	31（29.8%）	17（16.3%）	48（46.1%）
経済保障がない	29（27.9%）	19（18.2%）	48（46.1%）
すぐ相談できなくなる	28（26.9%）	27（26.0%）	55（52.9%）
人に迷惑をかける	28（26.9%）	27（26.0%）	55（52.9%）
症状がよくなっていない	23（22.1%）	29（27.9%）	52（50.0%）
仕事につけない	21（20.2%）	17（16.3%）	38（36.5%）
近所から仲間はずれになる	18（17.3%）	16（15.4%）	34（32.7%）
通院すること	14（13.5%）	22（21.2%）	36（34.7%）
仲間と会えなくなる	13（12.5%）	22（21.2%）	35（33.7%）
やりたいことがない	9（8.7%）	22（21.2%）	31（29.9%）

表4 これまでに家族が感じた困難（主成分分析）

回転後の成分行列

	成分			
	困惑	強制保護	制御不能	暴力
本人が家族を妄想の対象とした	.802	−.136	.051	−.109
病状悪化時近隣に迷惑をかけ苦情が来た	.642	−.025	.232	.471
本人の行動のために家族の生活に支障あり	.636	.251	−.144	.004
入院時うそをついたと責められた	.595	.369	.168	.129
本人が警察に保護された	.001	.813	−.043	.029
本人が措置入院した	.177	.753	.189	.051
病的体験が軽快しても家族の言うことを聞かない	.010	.228	.756	−.089
病状悪化時受診を拒否	.241	−.011	.752	−.027
病状悪化時の対応がわからず困った	−.028	.018	.547	.403
本人の行動のために家族の財産が減少	−.241	−.329	.433	.156
病状悪化時家族に暴力を振るった	.089	−.149	.045	.873
病状悪化時入院先が見つからず苦労	.032	−.395	.040	−.700

因子抽出法：主成分分析
回転法：Kaiserの正規化を伴わないバリマックス法

3）退院に関する評価や本人，家族の意向
①対象者の退院の見込み（医療機関の評価）

対象者が家族のもとに退院できるか否かに関する医療機関の評価結果を表7に示した。家族のもとに退院できる「可能性が高い」と判定されたのは2人（1.9％）で，「可能性がある」まで含めても20人（19.2％）にとどまっていた。逆に「家族はいるが可能性なし」は47人（45.2％）に上った。ちなみに，医療機関の家族のもとへの退院可能性に関する評価は，退院に向けた困難の項目数が少なく（p＜0.05），家族から得ることが期待される支援の項目数の数が多いほど高くなる（p＜0.01）という結果が得られた。また，退院できる可能性が高いと評価された対象の方が，最近3カ月間の面会の回数が多くなっていた（p＜0.01）。今回の調査対象は多施設から得たものであるが，家族のもとへの退院可能性についての評価は，本人や家族の状況に対する各医療機関職員の臨床的観察結果を反映していることが確認できた。

②対象者本人の退院に対する意向や認識

本人の退院に関する考えについて尋ねたところ，「すぐ退院したい」という回答は，13人（12.5％）しかなかった。これに「できれば早く退院したい」と回答した人を加えても全体の45.2％にしかならなかった。しかし，「分からない」と回答した人，回答しない人など，その他に分類された人も24人（23.1％）おり，これらの人々は今後の状況によっては，退院の希望をより積極的に表明する可能性がある。

退院に関する考えを医療機関の家族のもとへの退院可能性とクロス集計したのが表8である。この表によれば，「すぐ退院したい」「できれば早く退院したい」と回答した47人の80.4％が家族のもとへの退院の可能性が「低い」ないし「可能性なし」と評価されていた。一方，本人の回答では，「自宅」への退院を希望する者が29人（61.7％）おり，アパートでの単身生活を希望する者10人（21.2％）と併せて82.9％に上った（表9）。すなわち，退院を希望する者の多くは，家族のもとかアパートでの単身生活を希望し，社会復帰施設への退院を希望する者は少なかった。また，主治医から「いつ退院してもいいと言われている」との回答が16人（15.4％）認められたのに対し，「退院について

表5 最近の3カ月間の家族の面会

面会		
	3回以上	30（28.8%）
	2回	9（ 8.7%）
	1回	15（14.4%）
	0回	43（41.3%）
	不明	7（ 6.7%）
計		104（100%）

表6 最近の3カ月間の外泊の状況

外泊		
	3回以上	2（ 1.9%）
	2回	5（ 4.8%）
	1回	14（13.5%）
	0回	80（76.9%）
	不明	3（ 2.9%）
計		104（100%）

表7 家族のもとへの退院可能性（医療機関の評価）とその判断の妥当性

家族のもとへの退院可能性	該当者の数	退院困難の要因と評価された項目数	家族が本人退院後支援できると評価された項目数
可能性高い	2	2.5±0.7	6.0±4.2
可能性あり	18	3.9±1.8	4.3±1.8
可能性低い	27	5.4±2.6	4.1±2.3
可能性なし	47	5.9±2.8	2.7±2.1
有意差		$p<0.05$	$p<0.01$

不明，未記入9人を除く
Wilcoxson 順位和検定

表8 退院に対する本人の意向と家族のもとへの退院可能性（医療機関の評価）

家族のもとへの退院	すぐ退院したい	できれば早く退院したい	退院は当分したくない	退院の希望はない	わからない・その他	計
可能性高い	0	2	0	0	0	2
可能性あり	2	4	2	5	3	16
可能性低い	3	8	6	2	6	25
家族はいるが可能性なし	7	15	10	7	7	46

χ^2検定 有意差なし

表9 退院に対する本人の意向と本人が希望する退院先

希望する退院先	すぐ退院したい	できれば早く退院したい	退院は当分したくない	退院の希望はない	わからない・その他	計
自宅	10	19	3	5	5	42
アパート単身	2	8	3	0	3	17
社会復帰施設	1	1	5	2	0	10
老人ホーム	0	0	1	1	1	4
救護施設	0	0	0	0	1	1
その他・わからない	0	6	6	6	5	23

χ^2検定 $p<0.05$

第13章 社会的入院の実態と家族　139

表10　家族が抱く退院見通しと家族のもとへの退院可能性の医療機関の評価

家族のもと への退院	いつでも 退院できる	もう少しで 退院できる	退院は当分 無理	退院の見込 みはない	自宅以外 援助者が いれば可	わからない ・その他
可能性高い	0	1	1	0	0	0
可能性あり	1	0	6	3	0	5
可能性低い	0	1	5	4	4	6
家族はいるが 可能性なし	0	1	4	4	5	8
計	1	3	16	11	9	19

χ^2検定　有意差なし

表11　社会復帰施設に関する家族の認識と面会の有無
(「名前も知らなかった」と回答した人の比率)

	生活訓練施設	生活支援センター	小規模作業所	グループホーム
面会あり	17 (89.5%)	19 (100%)	12 (66.7%)	15 (78.9%)
面会なし	26 (68.3%)	31 (77.3%)	23 (54.8%)	25 (41.5%)
計	45 (75%)	50 (83.3%)	35 (58.3%)	40 (58.0%)

χ^2検定　$p<0.05$

は何も言われていない」と回答した人が53人（51%）と多かった。

③家族の退院に対する意向や認識

　調査に協力が得られた61人のうち，「いつでも」ないし「もう少しで」退院できるとの見通しを回答したのは計4人，「家族以外で援助者のいるところ」なら可とした者も9人にとどまっていた。医療機関の職員の家族のもとへの退院の可能性の評価と家族の見通しをクロス集計したところ，職員が「可能性が高い」ないし「可能性がある」とし，かつ家族が「いつでも退院できる」ないし「もう少しで退院できる」と回答したのは2人（3.4%）のみであった。一方で「退院は当分無理」「退院の見込みはない」を併せると27人（45.8%）に上り，また「わからない」などと具体的な回答を示さなかった家族も19人（32.2%）に上った（表10）。

　また，地元の社会復帰施設のパンフレットを用意し，家族にそれぞれの認知度を尋ねたところ表11のような結果が得られた。認知度は，面会に来る家族

の方が概して高かった。これは，面会に訪れる家族の意欲の現れか，面会時医療関係者から働きかけた結果である可能性がある。しかし，面会をしている人も含め社会復帰施設について「名前すら知らない」という人の比率はかなり高く，退院に向けた情報提供が全体として不十分のままにとどまっていることが示唆された。

4. 考　察

　愛媛県内7病院に入院中の，医療機関が広義に社会的入院と見なした患者104人とその家族61人について，本人，家族，医療機関からの情報をもとに，その実態と今後の退院可能性などについて検討した。こうした調査は意外と少ないのが現状である[1]。

　対象者は，罹病期間平均30年近く，入院期間も平均約20年と長く，発病後人生の約3分の2の期間を病院で過ごしてきたと考えられる人たちである。また，その9割以上は，調査時開放病棟で治療を受ける任意入院の患者であった。医療機関の評価や本人の退院に向けた不安などの分析から，住居を確保し生活支援を行えば退院できる可能性が高い人が少なくないように見受けられ，その意味で広義の社会的入院患者と見なしても大過ないと判断される人々である。まったくの単身者は少なく，むしろ多くは家族と一定の接触を保ち，外泊はできないが面会や電話での連絡が可能な状態にあった。今回の対象者のうち，早期退院を希望する約4割の患者の多くが家族のもとへの退院を希望し，社会復帰施設の利用希望は少数にとどまっていた。しかし，家族に高齢者が多く，精神障害者の保護のためにこれまでさまざまな困難を経験してきたことを考慮すれば，今回対象となった患者の退院先をこうした家族と想定することは非現実的である。医療機関の評価でも，家族のもとへ退院できる可能性のある人はたかだか2割であった。家族自身の受け入れに関する意向は医療機関の評価よりさらに厳しく，医療機関の評価に従って家族のもとに退院できる可能性の高い人はわずか2人であった。

　社会復帰施設への退院希望が少ないことについては，これまで長期にわたっ

て家族と精神科病院だけに精神障害者保護の責任を負わせてきた日本の精神保健福祉施策の結果，遅ればせながら社会復帰施設が設置されても，生活の場として慣れ親しんだ病院環境の外に出ることは精神障害者にとって大きな不安を喚起することは想像に難くない。また，家族に対する調査の結果で，社会復帰施設の名称すら十分に知られていないことを考えると，患者本人もその実態をよく知らずに敬遠している可能性がある。いずれにせよ，こうした結果は，医療機関において社会復帰施設への退院に向けた具体的な働きかけが十分行われる必要があることを示すものである。一方，今回の調査では，社会復帰施設への退院に対しても躊躇する家族が多いという結果が得られた。家族が一定の影響力を持っていることが少なくないことを考えると，家族の消極的態度は，場合によっては患者の退院の阻害要因ともなりかねない[3]。6割が「世話をする意欲は衰えていない」と回答したが，実際には家族の援助が入院を継続させる方向で機能している可能性も排除できない。こうした矛盾を解消するためには，家族へのねばり強い働きかけとともに，保護者制度を抜本的に改正して家族が負っている重い負担感を軽減させることが重要である。

1999年の精神保健福祉法改正で保護者の自傷他害防止監督義務が削除されるなどの改正が行われた。しかし，これだけでは上述した家族の保護能力が期待できない場合やそもそも家族がいない単身者などの場合に生じる問題の解決に対しては不十分である。さらに踏み込んで時代に即した制度を作るべきであるにもかかわらず，今回の精神保健福祉法改正論議に際して保護者制度の問題がほとんど検討されていないように見受けられるのは非常に残念である。改正の具体的な試案は別稿[4]に譲るが，精神科医療における家族の重要性を考えるとき，保護者制度の改正なくして精神科医療の改革はあり得ないことを強調しておきたい。

5. おわりに

愛媛県内の7医療機関に入院中の「社会的入院患者」104人およびその家族63人に対して調査を行った。対象者は，罹病期間平均30年弱，入院期間平均

約20年であったが，調査時点では，その9割以上が開放病棟で治療を受ける任意入院の患者で，家族と連絡の取れる者が9割を超えた．対象者の多くが家族のもとへの退院を希望している一方，家族は社会復帰施設も含めて退院は困難と感じている人が多かった．本調査の結果，社会的入院患者の退院を促進するためには，本人に対する情報提供などの取り組みに加え，家族に対してもねばり強い働きかけが必要であることが示唆された．今回得られた結果を，より有効な退院促進プログラム作りに反映させることが望まれる．

　本研究は，第28回丸紅基金福祉助成金を受けて愛媛県精神障害者家族会連合会（石河弘会長）が行った社会的入院患者の家族等環境調査に基づいている．調査にご協力を賜りました患者様ならびにご家族に厚く御礼申し上げます．また，調査に際して，医療法人十全会・十全第二病院，医療法人青峰会・くじら病院，財団法人正光会・今治病院，財団法人正光会・宇和島病院，財団法人正光会・御荘病院，財団法人真光会・真光園，財団法人創精会・松山記念病院の多数の職員の方，社団法人日本精神保健福祉士協会愛媛県支部，愛媛県精神保健福祉センター職員や愛媛県内の社会復帰施設職員など多数の皆様のご協力をいただきましたことを記し，ここに衷心より謝意を表します．

文　献

1) 松原六郎：退院促進と患者，家族の思い．日精協雑誌，22；814-820, 2003.
2) 日本精神科病院協会：これからの精神医療のあり方基本計画．日精協雑誌，22；638-670, 2003.
3) 白石弘巳：保護者制度の問題点と制度廃止に向けた一試案．臨床精神医学，27；1199-1205, 1998.
4) 白石弘巳：保護者をめぐって．（松下正明，他編）司法精神医学　第4巻，中山書店，東京，pp.240-249, 2005.

第14章
家族支援におけるパートナーシップとは

　本稿では，精神科ソーシャルワーカー（以下，PSW）の家族への関わり方を通して，パートナーシップについて考えてみたい。

　PSW は精神障害者本人の自己決定権の保障をその大きな使命としている。一方で，日本では，精神障害者の治療や社会復帰を図る上で家族の役割を重視したシステムをとっている。家族は精神障害者の保護の担い手とされるが，少なからず利害が衝突し，必ずしも精神障害者の意見を代弁するとは限らない。こうしたことから PSW は，両者の間に立って，複雑な動きを強いられることになる。たとえば，PSW は，本人が受診を拒否している家族の相談に乗り，病棟に気を遣いながら医療保護入院させる手はずを整える一方で，退院が近づけば家庭環境，特に家族等の退院受け入れ態勢を確認し，必要に応じて家庭環境の改善や家族の精神障害に対する理解を深めるための助言を行う。特に，家族が退院を渋る場合には，精神障害者本人というより病院の治療方針として家族に退院を迫ることも起こり得よう。このような PSW の動きから判断すると，やや極論を承知で言えば，調整能力に優れ，うまく入院させ，うまく退院させる PSW が有能と評価されることになる。しかし，このような「仕切り」と「本人の自己決定権の保障」を両立させることはどのようにして可能になるのであろうか？　また，この際，PSW は家族の自己決定に対しては何を「保障」したことになるのだろうか？

　弁護士は，自分の依頼人のためにのみ働き，その相手方の利益，ましてや自分の利益を図ってはならない。これに比べて PSW は，精神障害者本人のために働くのであるが，少なくとも表面上は弁護士ほど依頼人の利益に縛られてい

ないように見える。精神障害者の入院に際して，PSW は以下の３つの態度をとる可能性がある。第一は「入院が決まってしまったのだから，とにかく，それに従って下さい」。第二は「ここは辛くとも入院するしかないと思いませんか」。第三は「入院するかどうかあなたが決めていいのですよ」。もちろん，最終的には医師と本人の治療関係の中で決まるのであるが，それでもその前後に，PSW がこのような発言をする機会があるのではないかと思われる。精神障害者本人から見れば，第一の態度は本人の意思を無視して医療機関の決定を押しつけているという意味で「操作」，第二の態度は，第一と同様に見えるが，本人に決断を促している点で「直面化」，そして第三の態度は，自己決定を保障している点で「エンパワーメント」，にそれぞれ相当する。こうした態度を時に応じて使い分けているのが PSW の現実であろう。PSW は第三のような「お世話」をしたいと思いながら，さまざまな利害のはざまで「操作」や「直面化」などの「仕切り」をしてしまうことが多いのではないだろうか？

家族の相談に乗るときにも，同様なことが生じる。もちろん，「困ったことがあったら何でも言って下さい」という「エンパワーメント」的な援助が数の上では多いと思うが，たとえば，まだ家庭生活がおぼつかないと外泊の時の様子を話しながら不安がる家族に「大丈夫，できるはずだから予定通り退院させましょう」と譲らないのは「操作」，ひきこもりの相談に来た家族に対して「患者を連れてこなければ話になりません」というのは「直面化」の例となろう。

こうしたとき，つい余計な一言も加わりがちである。たとえ一度でも，医療関係者から「指示に従わないなら手遅れになっても知りませんよ」とか「嫌ならよその病院に行って下さい」と言われ，それをずっと引きずっている家族がいるのは事実である。言っている方はこうした言葉を「自己決定の支援」のつもりで言ったかもしれないが，言われた方は脅かしととったのである。

これは，入退院時に限らない。たとえば，最近家族支援のハイライトとして注目されている家族心理教育にしても同様の危険がないとは言えない。心理教育は，精神障害者の治療を専門家と家族が協力して行っていくことを標榜しているが，たとえばこの「協力」が「強要」になっていないか，担当者はいつも

自己点検する必要がある。家族自身が精神疾患に関する知識や対処技法を知ることはとても大切なことである。しかし，情報と同時に，専門家の態度から別のメッセージが伝わることも忘れてはならないであろう。心理教育を行う際には，家族がそのような情報なり対処技法の修得を望んでいること，家族がそれらを十分に会得できること，などが前提となるが，たとえば「正しい知識」を持つことを強調しすぎると，これ以外の考え方をもつ家族は疎外されたように感じて発言を控えるかもしれないし，対処技法を修得すべきであることを強調しすぎると，実行できない家族は無力感を味わうことにもなろう。口で家族と「協力」すると言いながら，実は専門家が家族を「指導」しようとしすぎるために，結果として伝わるメッセージが「強要」ということがありうるのである。

　こうしたことを少しでも避けるために，月並みだが，家族の気持ちを知り，希望を確かめながら援助を行うという基本の重要性を強調したい。医学情報を患者や家族に伝える際，Berlin & Fowkes が提唱した LEARN と呼ばれる5つのステップが役に立つ（津田司，「上手な患者教育の方法」序文）。LEARN では，1. Listen（問題についての患者や家族の考えや希望を傾聴すること），2. Explain（問題となっていることをわかりやすく説明すること），3. Acknowledge（お互いの見解の一致点，不一致点について明らかにし，不一致点について話し合うこと），4. Recommend（最善と考えられる問題解決を提示すること），5. Negotiate（相手の意見を聞き，実行可能な方法について合意すること）のステップを踏むことを提唱している。要するに，丁寧に情報のキャッチボールをすることである。解決法は相手の認識の枠組みにより近く，相手の可能な対処法に可能な限り近いものがよい。「患者さんや家族はよい教師」であるとよく言われるが，よい支援者は，相手が提供した情報の中から，その人の行動のレパートリーを読んで，可能な，あるいは最善の対処法を提示できる人であると思う。その際，相手の発想をきちんと評価する。よい支援は，相手もあまり支援されたと感じない支援であることを忘れてはならない。

　もちろん，いつもそんなにうまくいくとは限らない。いくら家族と相談しても名案が見つからないことはいくらでもあろう。実は，そのときこそ PSW が専門家としての本領を発揮するときである。PSW は，まず，家族と一緒に悩

むことができなければならない。とにかく「困りましたね」と言ってみる。これが言えると PSW は少しは楽になるであろう。同時に，家族も楽になるかもしれない。人間関係の中では，一方が苦しいときには他方も苦しいものだからである。こうして，一緒に悩むうちに，家族が何かいい案を出したり，何らかの決断をする可能性もある。アルコール治療に限らず，底をついたときが変化のチャンスである。

　と同時に，家族と PSW が全力で考えてもなお解決ができないことは，解決しがいがある問題であることが多い。このような問題が解決できるためには「今，ここに」解決に必要な何かが欠けているのである。もしそうなら，それを見つけて補うことが解決につながる。それは，他の人の力であったり，新しいサービスであったり，新しい制度であったりするであろう。それが何かを見つけだし，家族に伝え，家族とともにその獲得に力を尽くすことが，エンパワーメントという意味での家族支援である。

　PSW，あるいは精神保健福祉に関わる専門家は，精神障害者本人だけでなく，その家族などとの間でも複雑な働きをしなければならない。それに耐え，続けることができ，しかもその仕事にやりがいを見いだすために，「自己決定の支援者」であるという自らの権能にできるだけ忠実であろうと努力することが大切であると思われる。

第IV部
病名告知と心理教育

第15章

病名告知と本人・家族の反応
―― デイケア利用者の家族に対するアンケート調査

1. はじめに

　精神科病名の告知は心理教育の前提となる基本的な問題である。しかし，病名告知が実際にどのように行われているか，またそれを家族がどう受け止めているか，についていまだ十分に明らかにされているとは言えない。

　今回，埼玉県立精神保健総合センターの社会復帰部門の家族ゼミナールに参加したデイケア通所者の家族にアンケート調査への協力を依頼し，病名告知の現状や病名告知に対する家族の意見について分析したので報告する。

2. 対　象

　精神疾患に罹患し当センター社会復帰部デイケアに通所中のメンバー（以下メンバーとする）の家族のうち，1995年10月第3週の社会復帰部の家族ゼミナールに参加した50名を対象とした。回答者は，父13人（26％），母33人（66％）と両親が多数を占めた。1つの世帯から2人参加したケースが5件あり，回答者の身内のメンバーの実数は45名であった。その性別は，男性33名，女性11名，平均年齢27.4±5.4歳，平均罹病期間6.9±4.9歳であった。また，入院歴のあるメンバーは，33名（73.3％）であった。

3. 方　　法

1) アンケート

アンケートは，アンケート実施時点までに家族が「病名告知を受けた」と回答した人に対する質問と全員に対する質問から成り立っている。

アンケート実施時点までに「病名告知を受けた」と回答した人に対しては，告知された病名，告知の時期，きっかけ，告知のとき病名の他に聞いたこと，医師の告知に対する感想，告知を受けたときの気持ち，本人は病名を知っているか，に関する9項目の質問を行った。さらにその中で，本人が病名を知っていると回答した人に対して，病名を話した人，その時期，そのときの様子，病名を知ったことによる得失，の5項目の質問を行った。

回答者全員に対しては，家族・患者それぞれに対して，病名告知をすべきか，するとしたらその時期はいつがよいか，の4項目と，「精神分裂病」の病名を変更すべきか，に対する意見の計5項目について尋ねた。

この他，回答者全員に対して，メンバーとの続柄，年齢，メンバーの性別，年齢，発病年齢，精神科入院歴の有無，について回答を求めた。

回答方法は，一部を除いて2ないし4の選択肢からの択一式とした。

2) 実施

家族ゼミナールの開始前に，アンケートの施行理由を説明し，了解を得て，アンケート用紙を配布し，その場で回答を依頼し回収した。

得られた結果はコンピューターにて集計した。統計検定が必要なときにはχ^2検定を用いた。

4. 結　　果

アンケート記入には10ないし15分を要した。
以下に，家族や本人に対する病名告知の現状，家族の病名告知に対する意見，

表1 精神科病名の家族・メンバーへの告知

	家族(%)	メンバー(%)
告知を受けた	36 (80.0)	31 (68.9)
告知されていない	7 (15.6)	5 (11.1)
分からない・無回答	2 (4.4)	9 (20.0)

$\chi^2 = 5.2$　$p<0.10$

に分けて結果を示す。

1) 家族や本人に対する病名告知の現状

①「病名告知されているか」(表1)

　回答者50名中,「家族が病名の告知を受けた」と回答した人は41名(82%)であった。このうち,同一世帯から2名の参加者があった5組の回答はいずれも一致していたので,実際には36名(80%)のメンバーの家族が告知を受けたことになる。以下,回答として,重複分を引いた世帯の件数(すなわちメンバーの実人数)および比率を表示する。

　「メンバーが病名の告知を受けた」とする回答は31件(68.9%)であった。「メンバーが病名を知っているかどうか分からない」という回答がやや多かったことを除けば,病名告知率に関して,家族・メンバー間に大きな差は認められなかった。

　家族に告知された病名は,統合失調症が25件(69.4%),他に統合失調症的神経過敏,学習障害から来る複雑な障害,対人恐怖症,頭部外傷による精神症状,神経症が各1件,不明・無記入が6件見られた。今回は,メンバーが聞いている病名については尋ねなかった。

②「誰が病名を告知したか」

　家族の場合には,全員が病名を主治医から聞いたと回答した。しかし,メンバーに病名を知らせたのは,主治医18件(58.1%),家族9件(29.0%),ケースワーカー2件(6.5%),その他2件(6.5%)であり,主治医以外から聞いたとする回答が少なからず見られた。この点に関して家族とメンバー間で有意差が認められた($\chi^2 = 18.7$, $p<0.01$)。

表2 家族・メンバーが告知を受けた時期

	家族		メンバー	
	人数（%）	累積（%）	人数（%）	累積（%）
受診後すぐ	14 (39.0)	14 (39.0)	5 (16.1)	5 (16.1)
1カ月〜3カ月	7 (19.4)	21 (58.4)	1 (3.2)	6 (19.3)
3カ月〜6カ月	3 (8.3)	24 (66.7)	6 (19.4)	12 (38.7)
6カ月〜1年	3 (8.3)	27 (75.0)	4 (12.9)	16 (51.6)
1年〜3年	6 (16.7)	33 (91.7)	9 (29.0)	25 (80.6)
3年〜	0	33 (91.7)	6 (19.4)	31 (100)
不明	3 (8.3)	36 (100)	0	31 (100)

$\chi^2 = 16.5$ $p < 0.01$

　家族に対しては，病名告知の際に家族と医師のどちらがイニシアチブをとったかについても尋ねた。その結果，「医師が進んで」12件（33.3%），「家族が尋ねて」23件（63.9%），不明1件（2.8%）であった。

③「いつ病名を告知したか」（表2）

　家族の場合には，「受診後すぐ」が14件（39.0%）を占め，累積で3カ月までに58.4%，6カ月目までに66.7%が診断を告知されたと回答したが，メンバーについては，「受診後すぐ」5件（16.2%），累積で3カ月までに19.3%，6カ月目までに38.7%が診断を告知されたと回答したにすぎず，病名を知る時期について家族・メンバー間に有意差が認められた（$\chi^2 = 16.7, p < 0.01$）。

　家族に対しては，病名告知を受けるきっかけとなった出来事についても尋ねた。その結果は，初診13件（36.1%），入院12件（33.3%），デイケア利用4件（11.1%），年金申請2件（5.6%），その他5件（13.9%）であり，初診と入院が全体の7割を占めた。

④「病名告知時に受けた説明」

　家族に，病名告知時に病名以外で受けた説明があるか否か尋ねたところ，「ある」31件（68.9%），「ない」2件（4.4%），「忘れた」2件（4.4%），無回答1件（2.8%）であった。

　次に，受けた説明の内容について，「病気の症状」「治療法」「今後の見通し」「薬の副作用」「家族の接し方」「リハビリの仕方」「その他」の7項目を設け，

表3 家族の接し方の説明と医師の説明に対する家族の評価

	医師の説明		
	十分と感じた	やや不十分と感じた	不十分と感じた
接し方の説明あり	8	4	1
接し方の説明なし	6	14	7

(対象41名中無回答者1名を除いて集計)
$\chi^2=6.2$　$p<0.05$

複数回答してもらい，項目別に頻度を集計した結果を示す。ここで，同一世帯から2名回答した5組とも，「病名以外で受けた説明がある」と回答したが，受けた説明の項目には不一致が認められた。たとえば，父が受けたという説明は，「今後の見通し」だけであるのに対し，母は，「治療法」「今後の見通し」「薬の副作用」「家族の接し方」について説明を受けたと回答した世帯があった。このような不一致は，同一世帯から2名回答した5組のうち4組で認められた。したがって，ここでは世帯件数31件ではなく，回答者数36名を母数として集計した。その結果，多い順に「病気の症状」27件（75.0％），「今後の見通し」17件（47.2％），「治療法」16件（44.4％），「家族の接し方」14件（38.8％），「薬の副作用」8件（22.2％），「リハビリの方法」6件（16.7％），「その他」1件（2.8％）であった。

　医師の説明が「なかった」「忘れた」という回答も含め，医師の説明に対する家族の評価は，「十分と感じた」14名（34.1％），「やや不十分と感じた」18名（43.9％），「不十分と感じた」8名（19.5％），無回答1名（2.4％）であった。家族の評価と説明の項目数の平均値との関係は，「十分と感じた」2.7，「やや不十分と感じた」1.8，「不十分と感じた」1.6であったが，統計的に有意ではなかった。医師の説明が1項目でも「十分と感じた」という回答がある反面，医師からすべての項目にわたって説明を聞いたと回答し，かつ「やや不十分と感じた」という回答もあった。そうした中で「家族の接し方」について説明を受けたと回答した場合に，医師の説明を「十分と感じた」という回答が有意に多く認められた（表3）。

⑤病名告知が家族・メンバーに与えた影響

　病名を告知されたときの気持ちを家族・メンバーに尋ねたところ，表4のような結果が得られた。「病名を否定した」という回答はメンバーのみに見られ，全体として有意差が認められた。家族は，家族の方がメンバーより病名告知のショックが大きかった，と認識していることがうかがわれた。

　家族の場合，医師の説明と告知後の家族の反応の間に有意な関連が認められ，説明を「不十分と感じた」人が，告知を受けて「動揺した」と回答する傾向が認められた（表5）。

　また，メンバーへの病名告知がメンバーに与えた影響については，悪影響17件，好影響24件があげられた。悪影響の例としては「病気を否定して薬を飲まなかった」「将来を悲観し自殺も考えた」「完治しないのではと心配するようになった」「職につけないと心配する」「自分の病気を理由に甘えるようになった」等。また，好影響の例としては「自分が自覚して少しでもよくなりたいと思うようになった」「知ったことで落ち着いたようだった」「よくなるには時間がかかると思うようになってきた」「薬を飲むようになった」「今では対応法を身につけた」「デイケア施設に来るようになった」等。しかし，告知されても「たしかに統合失調症と認識したのかどうか分からず何とも言えない」等の意見も見られ，また，無回答者が18名（36％）あった。

2）家族の病名告知に対する意見

①「精神科の病名を告知するべきか」（表6）

　「家族に病名を告知した方がよい」という意見は82％と多かったのに対し，「本人に病名を告知した方がよい」という意見は42％にとどまり，「本人に告知するのは時と場合による」という意見が40％を占めた。

　このように病名告知すべきかどうかに対する家族の意見は，家族に対する場合と本人に対する場合とで有意に異なっていた。

②「いつ病名告知をするべきか」（表7）

　告知するべき時期については，家族に対しては「診断がつき次第」（46％），「家族が尋ねたとき」（24％）が多かったのに対し，本人に対しては「医師が必

表4 病名告知を受けたときの反応

	家族	メンバー
冷静に受け止めた	10	10
少し動揺した	10	7
かなり動揺した	20	7
病名を否定した	0	6

（対象者41名中無回答者1名を除いて集計）
$\chi^2 = 11.6 \quad p < 0.01$

表5 医師の説明と家族の反応

		医師の説明		
		十分と感じた	やや不十分と感じた	不十分と感じた
家族の反応	冷静に聞けた	6	2	2
	少し動揺した	6	4	0
	大いに動揺した	2	12	6

（対象41名中無回答者1名を除いて集計）
$\chi^2 = 12.6 \quad p < 0.05$

表6 精神科の病名を告知するべきか

	家族に	本人に
告知したほうがよい	41	21
告知しない方がよい	0	2
時と場合による	8	20
分からない・無回答	1	7

$\chi^2 = 18.1 \quad p < 0.001$

表7 精神科の病名を家族・本人に告知すべき時期

	家族に	本人に
診断がつき次第	23	8
家族（患者）が尋ねたとき	12	7
入院したとき	2	2
医師が必要と判断するとき	3	14
その他	2	0
無回答	8	19
計	50	50

$\chi^2 = 22.2 \quad p < 0.001$

要と判断するとき」(28%) がもっとも多く，回答が分散する傾向を見せ，また「無回答」(38%) の比率が高くなっていた。

告知するべき時期についても，家族の意見は，家族に対するときと本人に対するときとで有意に異なっていた。

③「『精神分裂病』という病名は変更するべきか」

これに対する家族の意見は，「変更するべき」(54%)，「このままでよい」(10%)，「分からない」(24%) であり，無回答が6名 (12%) であった。

5. 考察とまとめ

1) インフォームド・コンセントと病名告知

昨今精神科領域におけるインフォームド・コンセントについて活発な議論が行われている。病名告知はその一部となるべきものであるが，インフォームド・コンセントに際して本人に病名を伝える必要性が高い，とする精神科医は25.3%であったとする調査報告[1]があり，精神科において病名を告げることには大きなためらいがあるのが現状である。我々は，当センターにおいて心理教育プログラムに携わってきたが，その過程で患者・家族に対する病名告知の問題を避けて通れないと考えるようになり，病名告知の現状と家族の意見を知るために本調査を実施した。

2) 家族・本人に対する病名告知の現状と課題

今回の調査の結果，病名告知率，告知した人，時期などの点が，家族と本人とで異なっていることが確認された。そして，家族自身は，自分たちに対しては診断名を隠さず教えてもらいたい，と望んでいるが，本人に対しては「時と場合により」「医師の判断で」告知するのがよいという意見が多かった。

当センターのデイケアメンバーの家族への病名告知率は厚生省の告知同意研究班の結果[1] (81%) と比較しても遜色なく，また本人に対しては家族の評価ではあるが，かなり高いのではないか（研究班 52.3%，センターメンバー 68.9%）と考えられた。

本人に告知することは，一時的に精神症状に悪影響を及ぼしたとしても，長期的には有益だったという回答が多いように思われたが，無回答も多く，さらに検討を行う必要があると考える。今後は，本人自身の意見も調査する必要があろう。また，告知を受けた家族の動揺は，その際の医師の説明が十分だと感じられたかと関連し，医師が家族に対する接し方について述べることが，説明を十分と感じることと関連がある可能性が示唆された。「精神分裂病」という病名については過半数の家族が変更を希望していた。

　こうした結果を踏まえ，今後とも病名告知のよりよいあり方を研究していく必要がある。

　稿を終えるにあたり，厚生省科研費「精神医療におけるインフォームド・コンセントに関する研究」班　川瀬典夫先生（川瀬クリニック）のご教示に厚く御礼申し上げます。

文　献

1)　高柳功：精神科領域におけるインフォームド・コンセントの現状．精神経誌，96；996-1001, 1994.

第16章
日本における心理教育の歴史と現状

1. はじめに

　保健所や医療機関等で行われる精神障害者の家族を対象とするプログラム化されたアプローチを，一般に家族支援プログラムと呼ぶ。精神障害者の地域ケアに対する家族の役割が大きい日本では，これまでもさまざまな家族に対する働きかけが行われてきたが，1990年代に入って特に注目を集めているのが心理教育的アプローチである。1997年には相互研鑽，研究，研修を目的とする「心理教育・家族教室ネットワーク」が設立され，1999年の第2回研究集会には会場規模を上回る500人以上の保健医療従事者の参加申し込みがあった。
　心理教育的アプローチとは「精神障害者の家族に対して，病気の性質や治療法，対処法など，療養生活に必要な正しい知識や情報を提供することが，効果的な治療やリハビリテーションを進める上で必要不可欠であるとの認識のもとに行われる，心理療法的な配慮を加えた教育的アプローチのことである」[13]。家族に対する心理教育的アプローチは，「家族教室」「家族セミナー」「家族教育プログラム」「家族心理教育ミーティング」などさまざまなプログラム名で呼ばれているが，ここでは便宜上「家族心理教育ミーティング」という言葉で代表させて論を進める。
　本稿では，医療機関における家族支援プログラムの調査から心理教育ミーティングの現況について概観し，1965年前後に精神医療の改革運動として始まった病院・病棟家族会と比較することにより，日本の精神医療における心理教

育的アプローチの意義について述べてみたい。

2. 医療機関における家族支援プログラムの実施状況

家族心理教育ミーティングは，日本では1990年代に入って，全国各地の保健所や医療機関などで実施されるようになった。

保健福祉研究所が行った1994年の全国保健所に対する調査では，回答が得られた742保健所のうち509保健所（実施率68.6％）で心理教育ミーティングが行われていた[14]。引き続き同研究所では，1996年2月に全国の医療機関に対して家族支援プログラムの実施状況に関する調査を行った[5]。その結果，回答の得られた759施設のうち何らかの家族支援プログラムが行われていたのは259施設（実施率34.1％）で，プログラム総数は444に上った。

後藤らは，家族支援プログラムの実施形態をAタイプからDタイプの4類型に分けて，それぞれの特徴の抽出を試みた。ここに，Aタイプは「数回で1コースとなる毎回学習テーマの定まったもの」，Bタイプは「毎月あるいは隔月に定期的に開かれるもの」，Cタイプは「年に1ないし2度実施する家族向け講演会」，Dタイプは「その他」とした。ここでは性格の不明なDタイプを除いて，後藤らが報告したA～Cタイプのプログラムの特徴を要約して表1に示した。

各プログラムを比較すると，Aタイプ，Bタイプ，Cタイプの順に年間開催日数が少なくなり，その反面1回の参加者やスタッフ数が多くなる傾向があった。また，メンバーが固定制のプログラムの比率はAタイプ，Bタイプ，Cタイプの順に減少し，継続参加については終了すれば「卒業」とするプログラムはAタイプが多く，BタイプとCタイプは少なかった。対象者の集め方としてもっとも多かったのは，Aタイプが「スタッフの判断」であったのに対し，BタイプとCタイプでは「ポスター掲示等」であった。さらに，病名については「すでに告知されている人を対象とする」という回答はAタイプ，Bタイプ，Cタイプの順に減少し，逆に「原則として告知しない」という回答がAタイプ，Bタイプ，Cタイプの順に増加した。また，病院家族会との関係が

表1 医療機関で行われている家族支援プログラムの内容比較

	Aタイプ	Bタイプ	Cタイプ
実施施設数（複数回答）	50	139	114
主な対象疾患（複数回答）	統合失調症　29（58%） アルコール症　13（26%） 摂食障害　3（6%）	統合失調症　75（38.3%） アルコール症　41（20.9%） そううつ病　39（19.9%）	統合失調症　39（34.2%） そううつ病　28（24.6%） 老人性痴呆　16（14.0%）
年間のべ開催日数（日／年）			
1ないし6日	12（24%）	66（33.7%）	109（95.6%）
7ないし15日	15（30%）	97（49.5%）	3（2.6%）
16日以上	22（44%）	28（14.3%）	1（0.9%）
各回の平均参加者数			
10人未満	24（48%）	68（34.6%）	9（7.9%）
10ないし15人	16（32%）	62（31.6%）	35（30.7%）
15人以上	9（18%）	60（27.6%）	69（60.6%）
新規参加者受け入れ			
固定メンバー	15（30%）	16（8.2%）	2（1.8%）
随時受け入れ可能	28（56%）	165（84.2%）	90（78.9%）
継続参加			
できる	24（48%）	171（87.2%）	96（84.2%）
修了すれば「卒業」	24（48%）	9（4.6%）	0（0%）
対象患者の条件	特に限定せず　22（44%） 入院時から開始　5（10.0%） 外来患者　3（6.0%）	特に限定せず　100（51%） 入院患者　25（12.7%） デイケア参加者　23（12.0%）	特に限定せず　60（52.6%） 入院患者　31（27.2%） デイケア参加者　16（14.0%）
参加家族への病名告知（複数回答）			
既に告知されている人	23（46%）	61（31.1%）	15（13.2%）
○○病の教室という	17（34%）	43（21.9%）	9（7.9%）
プログラム中に伝える	24（48%）	59（30.1%）	27（23.7%）
プログラム名で示す	7（14%）	31（15.8%）	14（12.3%）
原則として伝えない	1（2%）	16（8.2%）	31（27.2%）
対象家族を集める方法（もっとも多かったもの）	スタッフの判断　30（60.0%）	ポスター掲示等　87（44.4%）	ポスター掲示等　52（45.6%）
平均スタッフ参加数	6.48	8.89	11.5
病院家族会			
ある	22（44%）	108（55.1%）	69（60.5%）
ない	26（52%）	85（43.4%）	44（38.6%）

（文献5より白石作製）

「ある」という回答は，Ａタイプ，Ｂタイプ，Ｃタイプの順に増加した。また，心理教育的アプローチとして開発された技法を「利用している」あるいは「参考にしている」という回答は，Ａタイプ，Ｂタイプ，Ｃタイプの順に減少した。以上をまとめると，Ａタイプは援助構造の一番明確なプログラム，Ｃタイプは定義通り「年に１ないし２度実施する家族向け講演会」，ＢタイプはＡタイプとＣタイプの中間的な内容のプログラムと考えられよう。

3. 心理教育ブームの陥穽

こうした素描から何が見えてくるだろうか？　筆者は冒頭で90年代に入り心理教育的アプローチが注目を集めていると述べたが，医療機関においては，雛形となる構造がまだよく整理されていないという印象を禁じ得ない。もっとも家族心理教育ミーティングらしいと考えられるＡタイプにしても，構造は均一ではない。Ａタイプ50プログラムを主たる対象で細分すると統合失調症（52％），アルコール依存症（24％），その他（24％）に分けられた。このうちアルコール依存症を対象とするプログラムは，統合失調症を主対象とするこれまでの心理教育モデル（アンダーソンのワークショップなど）に依拠することが少なく（統合失調症対アルコール，61.5％対8.3％），グループを固定メンバーとすることが少なく（同53.8％対8.3％），より小規模で，31日以上開催するものが多い（同3.8％対58.3％）などさまざまの違いが認められた。一般に，アルコール依存症の援助方法ではシステム理論を基調とする[15]など，統合失調症の援助方法とは異なる場合が少なくないように思われる。大島の定義からするとアルコールのアプローチも心理教育と呼ぶことは差し支えないであろうが，方法の違いをどう整理するかについて治療論を踏まえた検討が必要であろう。

同様にＢタイプおよびＣタイプのプログラムを心理教育ミーティングの範疇で捉えるべきかという問題がある。図１に各医療機関が家族支援プログラムを開始した時期について示した。90年代に入って，ＡタイプのみならずＢタイプもＣタイプも急激に上昇しているのが分かる。これは，ＢタイプもＣタイプも実施者の主観としては心理教育的アプローチとして行われている可能性

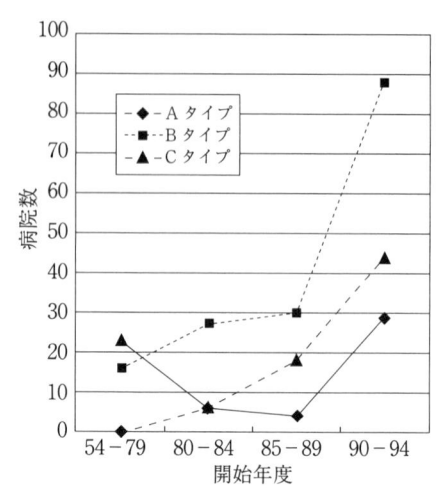

図1　各家族支援プログラムの開始年度

　を示唆するのではないだろうか？　その傍証として，前述の医療機関調査では，3つのタイプの「プログラムの目的」は，多少の回答率の高低差を度外視すれば「病気・治療の基本的知識を身につける」「患者への上手な対処法を身につける」「疾病・障害の受容」「家族の重荷軽減」などの主要点に関して基本的には同様と言ってよいものであった。またその実施方法も「講義・講演」「グループでの話し合い」「ビデオでの学習」が上位3位に入る点で共通である。さらに「患者・家族に役立ったこと」，すなわち効果についての回答者の評価は，特にAタイプとBタイプでほとんど違いが見いだせなかった。家族支援プログラムに関する研修を受けたスタッフの比率は，Aタイプ64％，Bタイプ48.5％，Cタイプ35.1％とさすがに差が見られたが，逆にBタイプ，Cタイプも決して心理教育的アプローチと無縁のものではないことを明らかにしているとも言える。BタイプやCタイプは診療報酬に認められていないことなどのために止むを得ず変則的なパターンをとった結果であろうか。それとも自分たちの家族援助の理念に照らして心理教育的な思考法を一部取り込んだ結果であろうか？

　何をもって心理教育ミーティングと言うかは，診療報酬の点数化などの実施

上の問題と切り離せないだけでなく，より本質的なこととして心理教育が日本の精神医療の中で今後本当に定着できるか否かを占う鍵となると考える。この点について論ずる前に，日本の精神医療史上，精神医療従事者が家族に熱い関心を向けたもう1つの時代，すなわち1965年前後の数年間について，病院精神医学誌に掲載された論文で検証してみることとしたい。

4. 1965年当時の家族援助

1）家族会の設立

　Lidzらが1940年末から発表した精神障害者の家族内力動の研究（たとえばLidzら[9]）が，1960年代に入って研究者の注目を集めるようになった。「治療者が院内治療過程における働きかけの限界に気づき」，「従来消極的な形でしか治療に参加していなかった患者の家族を，積極的に治療の場に参加させて，精神障害に対する正しい知識を得させ，治療に対する協力を得ると同時に疾病の原因ないしは誘因，治療の障害となっていると思われる家族成員のパーソナリティ，及び親子関係，夫婦関係を中心とする家族力動に対して，心理療法的な接近を試みる（傍点筆者）」[10]ことが必要とされた。また，同時に病院精神医学の浸透につれ社会復帰の問題が前景に出るようになり，そのための家族の受け入れの問題が意識されるようになってきていた。この点について「入院患者にとって先ず還るべき『社会』は『家庭』であるという，この当たり前の事実すら，従来の精神医学はとかく等閑にしていたのかもしれない。精神病院の果たす役割についても，更めて検討を要する時期にあると思われる」[6]という認識が語られていた。

　こうした問題の解決を図るために，当時の精神科医らが主に目指したのは家族会の設立であった。家族病理の理論については，欧米の影響を受けていたとしても，解決の手段として家族会を考えたのはきわめて日本的な発想であったようである。当時すでに，知的障害者や身体障害者の家族会が先行していた[16]。竹村は日本に来て精神障害者の家族会の存在を初めて知ったアメリカ人医師が早速これを取り入れようとしているというエピソードを紹介している[17]。

しかし，家族会と言っても雛形があったわけではなく，それぞれが独自に工夫を凝らしてさまざまな家族会が立ち上げられた。全国精神障害者家族会連合会（全家連）の結成に尽力した古川復一[4]は，「1964年に仙台で行われた精神衛生大会で多くの医師に会い，いろいろの家族会があるのを知った」と述べている。彼によれば，当時の家族会として，職親や支援者も参加する援護会形式（栃木県，神奈川県），家族集団の懇談や医師との相談の形式（烏山病院，名取病院），一般に向けて精神衛生知識の普及を図る運動のための会（京都府）などがあるとしている。

しかも，1964年まではその数も限られていた。病院内における家族会活動のもっとも古い記録は，1960年10月の弘前精神病院の開放病棟であるという[18]。また同年12月から茨城県立友部病院でも，家族，患者，看護員，医師らの集まりがもたれたという。しかし，1964年9月の時点で家族会があったのは名取病院，上山病院，友部病院，烏山病院，国府台病院，静和荘病院等に限られていた。この状態を一気に変えたのが1964年3月に発生したライシャワー・アメリカ大使刺傷事件に端を発した精神衛生法一部改正問題であった。戦前の精神衛生行政への逆行を危惧した家族らが精神医療関係者とともに団結して反対運動に立ち上がり，1965年1月には33病院で家族会が設立され，さらに増加が見込まれる状況となった。そして1965年9月には，関係者の尽力で27都道府県，80病院から500人の参加を得て全国精神障害者家族会連合会結成大会が開催されるに至ったのである。この年，精神病理精神療法学会は「精神分裂病の家族研究」，病院精神医学会は「家族会と家族治療の関係」と，それぞれ初めて家族をテーマとするシンポジウムを組むなど，まさに家族の年となった。

古川[4]は，(a) 病棟家族会，(b) 病院家族会，(c) 府県単位の家族会，(d) 全国家族会という段階的な家族会組織を提唱した。そして「家族会はいかなる形式にせよ，目下の状態では病院の指導なしでとうてい自立しえない」と病院家族会が家族会組織の下支えとなるべきであるという考えを示し，また一方，その機能としては「単に病院の治療の援護ということだけでなく，時として政治的な働きもしなければならない」とした。小坂[7]は，古川の意見の後半を徹

底させて家族会は「行政がわ・関係専門家がわ・公衆がわに働きかけて，精神障害者とその家族に対する社会の態度変容・法律制度の改正・精神病院はじめ関係機関の整備充実・関係機関間の連絡協調の促進・社会保障の強化・医療保健サービスの充実徹底をめざす」べきであり，そのためには地域社会ごとに家族会を作って地域精神保健活動を支えるべきであると強調した。小坂の主張に沿うものであったか否かは別として，その後家族会は地域に設立されるようになり，たとえば，「昭和43年に第1回家族懇談会がひらかれているが，10数頁のパンフレット形式の紙面に精神医療の動きが要領よく盛り込まれ，家族の中のリーダーと治療者側の協力でうまく運営されていることがうかがわれる」[17]と紹介した大阪府の光愛病院の病院家族会は，「1年後に地域への家族会に移行していった」[11]。地域家族会の新規加入がその後継続的に増加したのとは裏腹に，病院家族会の新規加入はその6分の1程度にとどまった。

2）病院家族会と病棟家族会における家族治療

　ここで，心理教育ミーティングとの関連で病院および病棟家族会においてどのような家族治療が行われたのかについて見ておきたい。

①病院家族会：防府病院における実践[10]

　水津らは家族会を設立するに際して，患者家族の精神病に対する意識調査を行った。その結果，家族はあまり精神衛生法に対する知識がない，原因について先祖のたたりや狐つきを明らかに否定する者が少ない，また原因について「すべて遺伝である」「すべて環境による」と考える者が多い，「乱暴したり傷つける恐ろしいものだ」という者が多い，「一度入院した人は一人前にやっていけない」という者が多い，などの結果を得た。また，「家族会を是非設立してほしい」29.3％，「あれば入会してもよい」38％という結果を得，病院側が積極的に設立に動き，1965年10月に設立総会が開かれた。その後，月1回例会が開かれた。第3回までの例会から治療と関連する内容を書き出すと，以下のようであった。

　第1回例会：運動会の様子を映写しその感想について話し合い。遺伝と環境についての講話の後，質疑。患者の院内生活ぶりおよび文化祭展示中の作品見

学。

　第2回例会：映画『その朝はまだ来ない』鑑賞後，感想，意見，体験について話し合い。心理的生活環境についての認識を深めた。

　第3回例会：社会復帰と再発について討議。

　水津は，これらはまだ試みの段階で，「集団の構成，合同家族療法的な技術的な問題，治療者の選定，治療的な立場での家族研究など今後に残る問題も多い」とした。特に，参加者が30ないし50人と多いこと，家族に個別的な対応ができないこと，参加する家族は家族の中の特定の者に限られる傾向があること，患者と合同の集会を行う必要性，などに言及した。福井ら[3]も病院全体で家族会を行うことについては，心因性疾患の患者家族が参加しにくいこと，入院期間が長くなると出席率が減少すること，参加者にさまざまなレベルがあり，どのレベルにあわせるかで悩むこと，など運営上の問題点をあげた。すでに得られた具体的な効果については言及されていない。

　②病棟家族会（その1）：烏山病院における実践[16]

　竹村[16]は，家族向けに退院の手引き等パンフレットを作って啓発を試みたが，不十分であったため「必要に迫られて」，担当していた社会復帰病棟で家族会を計画したという。彼は，家族会により，家族が知識を取得し，やがて相互理解の上に立つ建設的協力関係が生まれることを期待した。定期的に参加できそうな統合失調症の16家族を選び，参集を呼びかけたところ12家族13名が集まった。第1回は1963年11月の日曜日，その際のプログラムは表2のようであった。会合はその後も続けられ，スライドで生活療法の説明をしたり，ときどき家族から自己紹介をしてもらったり，通算12年間の入院歴がある当事者とその母親に登場してもらったりしたという。参加家族からは「普段はこのようなことを話す相手もいなかったのが，この雰囲気では自由に話せるし，（当然のことながら）共通の話題も多く，家族自身の心のより所や安心感が得られた」という声があったという。竹村は，第1回目の会で，3時間に及ぶ説明と懇談ができたことに「一種の感激さえ覚え」，「家族は患者ではないが，その集団的操作は治療に大きな影響が認められるところから，（中略）ここから新しい治療方式も打ち出せるのではないかと考えられる」と考察を述べている。

表2 烏山病院家族会第1回会合の際の講義（文献16より）

a. 家族集会について……その意義と特殊性
b. 精神分裂病のあらまし
　　破瓜型　┐
　　緊張型　│
　　妄想型　├─ 病気の本態と経過，見通しなど
　　その他の型 ┘
c. 精神分裂病の新しい治療について
　(1) 社会復帰（リハビリテーション）医学
　(2) 病者の社会生活と治療の継続
d. 病気の再発と不適応の問題
　(1) 再発に対する病者と家族の心構え
　(2) 働きながら治す考え方　　　　　　┐
　(3) 病者のための環境作り　　├─ 保護工場，アフターケアホームなど
e. 結論
　(1) 一生を通じての世話（入院，退院，就職，結婚，その他）
　(2) 経済生活での保護と福祉立法
　(3) 民間奉仕者（ボランティア）の現状
　(4) 民間で行われている実際的活動
　(5) 家族の立場から（この後懇談へ移行）

③病棟家族会（その2）：国府台病院における実践[20]

　国府台病院では，1963年に「スタッフ・ファミリーミーティング」と称する家族参加プログラムを開始した。これは50床の閉鎖病棟の医師（1名），看護（9名），PSW（必要に応じて）からなる医療チームの週1回のスタッフミーティングに，月1回4ないし5家族を招いて，主としてその家族の患者を中心に，さまざまな問題を話し合うものであった。その目的とするところは，(a) 家族の不安や疑念の解消，病院の治療方針の徹底，(b) 患者の生活史や家族内力動の把握，(c) 家族の態度の評価とその修正，(d) 職員・家族の協力体制形成，などとされた。山上らは，このミーティングを治療的家族会と位置づけ，患者や家族の状況を熟知した治療チームが個別に家族問題に対処していくこと，その際教育効果を挙げるために集団療法的な手法を意識して用いるところが特徴であると述べている。これは具体的には「集団中心にメンバーを自由に説明せしめて，集団成因の洞察を深める方法」であるという[21]。彼らは

事例を紹介し,扱った家族の病理性を紹介している。見出しだけ示すと (a) 疾病の解釈に示す極端な主観性, (b) 過保護, (c) 精神病質人物, 特に父親の存在, (d) 患者に対する拒否, (e) 家族の体面上の問題, などであった。具体的には兄夫婦のもとへ患者を帰すことを妨げようとした母親について,本当は母親自身が嫁と暮らしていくのが苦痛なのであることを見極めた上で母親を暖かく受容した事例や,外泊時に病状が悪化する統合失調症患者について,父母の対立の中で増幅されていた父親の高望み的期待がスタッフの働きかけで修正されてきた事例などを紹介している。また,このミーティングにより,家族の動揺に対しスタッフが適切に対処できたことも効果として挙げられている。

5. 1965年の家族援助から心理教育ミーティングへ

その後1970年代に入ると,学会自体が総会会長と学会事務局長を残して解体するという事態に直面した。この頃以降,病院精神医学会誌に家族援助に関連する論文はほとんど掲載されなくなった。そして家族のセッションが学会大会で復活したのは,学会の名称が病院・地域精神医学会となった後,1992年の第35回北九州大会のときであった。1965年から27年,ほぼ一世代後のことである。そのときの演題の1つが「分裂病者と老父母」[22]であり,また1998年には前述した光愛病院のスタッフが「今にして病棟懇談会を考える」[11]という演題を発表しているのは,この間に流れた時間を思うとき,きわめて象徴的である。

この間,家族会は発展したがその主流は地域に移り,病棟や病院における家族支援プログラムは広く普及を見ることなく,また開始されたところでも1990年以降改めて脚光を浴びるまで一時の熱気を失っていた。久住は松沢病院において病棟家族会が約1年で衰退したことを報告した[8]。彼はその理由として,医療者の負担,家族の参加意欲の低下などの要因を挙げた。しかし,1970年代および1980年代の家族援助のありようは,精神医療の歴史の流れの中に位置づけて十分に解き明かされなければならない。それは本稿の範囲も筆者の能力も超えることである。

ともかく，1965年当時の家族援助と心理教育ミーティングとの間には表面的には大きな断絶がある。しかし，すでに1965年に竹村らの病棟家族会のように疾病や治療に関する知識提供が行われていたこと，山上らがユニークな方法で古くて新しい問題である家族の諸問題と取り組んでいたことなどを忘却してはならないであろう。古く見えるものは必ずしも古くなく，新しく見えるものは必ずしも新しいとは限らない。「我々は今までやってきたことを繰り返しているのです。ただ同じようには言わないだけです」というアメリカのある家族臨床家の打ち明け話は決して人ごとではない[19]。我々は一世代前の実践を総括した上で，心理教育ミーティングをはじめとする家族支援に取り組むべきであるが，筆者の見たところまだこの作業は十分に行われていない。その作業について余すところなく語ることは筆者の手に余るので，ここでは項を改めて2つの視点から指摘しておきたい。

6. 家族心理教育ミーティングの意義

　1965年当時との大きな違いは，Zubinらによる脆弱性－ストレス学説[23]が統合失調症理解の枠組みとして，今日広く受け入れられたことであろう。Brownらの感情表出の研究（たとえばBrownら[2]）や1980年代に相次いで報告された心理教育的アプローチに基づく介入研究（たとえばAndersonら[1]）がその実証的根拠の1つとなっていることを考えると，誤解を恐れず言えば，現在の統合失調症観と心理教育的アプローチは表裏の関係にあるとさえ言える。この学説は，統合失調症に脆弱性なるものを仮定することで生物学的病因レベルの問題をとりあえず棚上げにする一方で，脆弱性とストレスを経過に影響を与える二大要因と規定することで介入のポイントを簡潔に整理した。現在精神医療でもエビデンスに基づいた治療が模索されている。心理教育ミーティングが有効であるならば，それを行わないのは医療機関の怠慢ということになり，早急に実施環境を整える必要があろう。しかし，そのためにはどのような方法が有効であるかについての臨床研究が必要である。もし，AタイプとBタイプやCタイプで効果が違わないのであれば，あえて人手や時間をかける必要があろ

うか？　現在行われつつある介入研究の結果が待たれるところである。
　しかし，効果の優劣や実施方法の選択とは別に，医療機関が家族を対象とするプログラムを持つこと自体には，大きな意味がある。
　まず，現に多くの家族が十分な情報を得たいと望んでいる事実に耳を傾けないわけにはいかない。主治医が臨床の場で伝えることの代行をすることは本来の問題解決にならないとか，本人を抜きにして家族だけに医療情報を伝えることは好ましくない，など傾聴に値する意見も無視せず解決に取り組むことを前提として，ともかく家族に情報提供し，家族が集団の中で辛い体験の共有化をすることを助けることは，長期的に見れば家族の回復を早め，本人の療養環境を整える上で有効であることは間違いないと思われる。
　さらに，家族心理教育ミーティングは医療機関自身が自らを振り返る機会でもある。1965年当時は，専門家が家族を指導するという雰囲気が強く「家族の力が弱い」「家族が病院に依存的になっている」といった表現が散見された。これに比べれば，今日の家族は以前より力をつけている。もし，専門家が対等の立場で家族の自由な意見を聞き，精神医療の側が変わるべきは変えるという姿勢で心理教育ミーティングに望むならば，このミーティングが精神医療を変革するエネルギー源の1つともなりうるのではないかと考えるのである。かつて小坂らが家族の力で地域・社会を変えようと唱導したとき，医療機関を変えることは視野に入っていなかった。しかし，今日家族が医療機関に言いたい希望，不満は山積しているのではないか？　医療者の中には，中沢[12]のように「家族の望む精神病院」と実際のずれや，専門家自身の不勉強をあえて問題にした人もいたが，今日に至るまでまだごく例外に属するのではないだろうか。我々は家族が「いいお話をうかがいました」と言って帰るようなミーティングではなく，医療従事者に向けられるものを含むさまざまな「怒り」「不満」を洗いざらいぶつけることができるようなミーティングをこそ目指し，そこから学ぼうとする姿勢を持つべきである。そのとき，単に「教育」ではなく「心理教育」であることの意味が明確になり，家族と精神医療従事者がともに変わる可能性が開かれるのではないだろうか。

7. おわりに

　心理教育に脚光が当たること自体は，非常に好ましいことである。しかし，家族に病気の説明をすることであれば，すでに30年前から行われていた。我々は，一度は家族会として地域に押し出した家族支援の一部分が，地域精神医療の時代といわれる今日，逆に医療機関に突き返されているのであるという認識に立ち，精神医療の来し方，行く末を見据えながら心理教育のあるべき姿を模索していくべきである。本来，家族に対する心理教育だけではなく，精神障害者本人に対する心理教育こそが実施されなければならないが，この点については機会を改めて論じたい。

文　献

1) Anderson, C.M., Hogarty, G., Reiss, D. : Family treatment of adult schizophrenic patients : A psycho-educational approach. Schizophrenia Bulletin, 6 ; 490-505, 1980.
2) Brown, G.B., Birley, J.T.L., Wing, J.K. : Influence of family life on the course of schizophrenic disorders : A replication. British J. Psychiatry, 121 ; 241-258, 1972.
3) 福井東一，岸嘉典，増野肇，他：家族会と患者治療との関係．病院精神医学，第13集，pp.93-101, 1966.
4) 古川復一：救治会から患者家族会まで．精神医学，7 ; 526-530, 1965.
5) 後藤雅博，大島巌，植木ひろ子，他：医療機関における精神障害者家族支援プログラムの取り組み状況．ぜんかれん保健福祉研究所モノグラフ，23 ; 1-41, 精神障害者社会復帰促進センター，東京，1999.
6) 香取郁雄，竹之内弘，矢崎光保，他：患者家族会からみた家族の問題点．病院精神医学，第13集，pp.83-98, 1965.
7) 小坂英世：家族会の新しいあり方について．病院精神医学，第13集，pp.111-115, 1966.
8) 久住義太郎：精神病院における患者家族会のあり方について．病院精神医学，第20集，pp.29-44, 1967.
9) Lidz, R.W., Lidz, T. : The family environment of schizophrenic patients. Amer. J. Psychiatry, 106 ; 332-345, 1949.
10) 水津和夫，村田穣也，山下勲：防府病院における患者家族会の成立過程について．病院精神医学，第13集，pp.59-69, 1966.
11) 寶田穂，疋田慎介，小林将元，他：今にして病棟家族懇談会を考える：家族の発言からの学び．病院・地域精神医学，42 ; 66-68, 1999.

12) 中沢正夫：「家族のみた病院」と「病院のみた家族」の"ずれ"について．病院精神医学，第22集，pp.1-11, 1968.
13) 大島巌：心理教育：いわゆる消費者の観点から．家族療法研究，11；30, 1994.
14) 大島巌：全国保健所における家族教室の実施状況と施策発展の条件．Review, 11；12-15, 1995.
15) 斉藤学：アルコホリック家族と共依存．（小坂憲司，高木敏，斉藤学編）アルコール依存症の最新治療，金剛出版，東京，pp.235-274, 1989.
16) 竹村堅次：精神障害者家族会運営の経験とその動向について．病院精神医学，第9集，pp.101-108, 1964.
17) 竹村堅次：精神障害者家族会の動向．精神医学，6；481-487, 1969.
18) 竹村堅次，宇賀勇夫，岡部紘一，他：家族の治療的役割．現代精神医学体系，5C精神科治療学Ⅲ，中山書店，東京，pp.34-48, 1977.
19) Terkelsen, K.G. : A historical perspective of family-provider relationships. In Lefley, H.P., Johnson, D.L. (eds.) Families as allies in treatment of the mentally ill, American Psychiatric Press, Washington, DC, pp.3-21, 1990.
20) 山上竜太郎，石本清志，椛田栄一，他：閉鎖病棟における，スタッフ・ファミリーミーティングの経験．病院精神医学，第13集，pp.71-82, 1966.
21) 山上竜太郎，石本清志，椛田栄一，他：閉鎖病棟における家族教育：主として外泊，職場復帰問題をめぐって．病院精神医学，第17集，pp.67-76, 1967.
22) 山崎マリ，野中邦子，小嶋千鶴子，他：分裂病者と老父母．病院・地域精神医学，36；141-143, 1995.
23) Zubin, J., Spring, B. : Vulnerability : A new view of schizophrenia. J. Abnormal Psychology, 86；103-126, 1977.

第17章

家族心理教育の実践(1)
── 家族教室で用いる技法の開発

1. はじめに

　統合失調症患者に対する心理教育が日本に紹介されてから[1]，精神疾患，特に統合失調症の患者家族に対する心理教育の必要性が認識され，最近数年間に急速に普及する兆しを見せている。しかし，いまだにその方法を巡って試行錯誤が続いており，心理教育が定着していくために克服しなければならない問題の数は少なくない[3]。

　本稿では，統合失調症患者の家族集団に対して主治医以外の者が行うのに適していると考えられる心理教育の一技法を紹介し，心理教育の方法論に関する議論に一石を投じたい。

　さて，保健所や家族会などで単独の講演会ないし家族教室等のプログラムの一環として心理教育を行う場合，委嘱された講師が初対面の家族集団を対象として病気の症状や治療法等の情報提供を行うことがむしろ普通であろう。この家族集団の，家族に対する病名告知の有無，患者の経過や現症，家族の疾病受容やニーズ，および予備知識や理解力等は通常さまざまであり，しかも講師が事前にそれらを十分に把握できないことが多い。また，家族集団もお互いに初対面で，慣れない状況に緊張し，講義の時間は沈黙していることが少なくない。したがって講師は，講義後の質問の時間に家族の発言を聞いて，初めて自分の講義が理解されていないことや，思いもかけない誤解を招いたこと等を知らされることがある。

こうした状況に対しては,「家族が統合失調症を正しく理解していない」と考えるのではなく,「われわれが家族を正しく理解していない」のだと考えるべきである。心理教育は,相互理解の上に成り立つものであり,ただ単に簡潔に易しく教えるだけでは問題は解決しない。かと言って講義の時間に家族の話を聞こうとすると,集団の中での個人面接のような状況を呈し,収拾がつかなくなってしまうことが少なくない。

以上の経験から,主治医として関わっていない場合に,限られた時間に家族の集団に効果的に心理教育を行うためには,
(1) 参加家族の病気理解の在り方をセッションの中でできるだけ相互に明らかにしながら話を進める。
(2) 話すべき必要最少限の情報を吟味して伝える。
(3) 情報自体よりも,家族の気持ちを汲むことや家族自身が情報の意味を吟味できるよう意を尽くす。
の3点を満たす方法をとることが大切であると考える。

その一例として,最近われわれは,セッションの直前に質問紙を配布して家族の気持ちや知識を書いてもらい,それを参照しつつ講義を進めるという,学校教育におけるテストと答え合せの授業を擬した方法を考案したので,本稿においてそれを紹介し,また,家族に対する心理教育のあり方について若干の考察を加えたい。

2.「テストと答え合わせの授業を擬した心理教育」の技法について

1) 適応

この技法は「統合失調症とはどんな病気か」等のテーマで,保健所等で行われる講義の際に用いることを想定している。その対象の多くは,すでに発病後数年を経過し,入院経験もあるような統合失調症を主体とする精神疾患患者の家族である。この技法は標準的には,20名くらいまでの家族集団に対して行なう90分程度の講義に適用可能と考えているが,必要に応じて,さまざまのバリエーションが可能であろう。

表1　家族に配布する質問紙

本日の家族教室のための予習アンケート

問（1）統合失調症とはどんな病気だと思いますか？
　　　ご自分の身内の方を思い返して，「……のような病気」「……になる病気」など，最後が「病気」で終わるようなうまい（うまくなくてももちろん結構ですが）言い回しを考えて書いて下さい。
問（2）身内の方に現在ある統合失調症の症状を3つだけ書いて下さい。どんな症状でも結構です。
問（3）今から振り返ってみて，あなたの身内の方の統合失調症発病の一番の原因は何だと思われますか？　たった1つだけ簡潔に書いて下さい。
問（4）あなたの身内の方は，今後何回再発すると思いますか？　回数を予想してみて下さい。
　　　_____回
問（5）あなたの身内の方の，今からちょうど1年後の状況について一言で予想して下さい。答えは「……している」「……の状態」などの言葉で書いて下さい。
問（6）あなたの身内の方の，今からちょうど10年後の状況について一言で予想して下さい。答えは「……している」「……の状態」などの言葉で書いて下さい。

2）質問内容（「テスト」）

　表1に家族に尋ねる質問内容（すなわち「テスト」）を示した。

　これらの質問の意図するところは，教科書的，客観的な知識ではなく，身内の患者に関する家族の理解や希望という個別的な，いわば血の通った見立てをすることにある。したがって，このテストは回答すれば必ず点がもらえ，無回答の場合には「身内のことであまりになまなましくて書けないのでしょう」などの理由で採点から免除されるという性格をもっている。

　また，質問の形式という点から見ると，質問文の中には，統合失調症を病気としてみること（問1），患者さん自身と病気の症状を区別すること（問2），再発が当然予想されるものであること（問4）等，講師が伝えたい情報がすでに既定の事実として織り込まれている。

　そしてまた，「症状を3つ」「一言で」「『……のような状態』で終わるように回答して下さい」など答えの書き方を明示することにより，回答の拡散を防ぎ，後の講義における扱いが容易になるように配慮している。

3）導入

 講義開始前に，この質問が書かれた回答用紙を参加者1人ひとりに配布し，スタッフないし講師が「お手数ですが，お配りした質問にご回答下さい。後で，皆さんのお答えを拝見しながら話を進めたいと思います。書けない所は結構です」等と説明して記入を依頼する。回答用紙は，無記名であることも付言する。

 記入にかかる時間は約10分程度を見込む。

 記入された回答用紙を講師のもとに提出してもらい，主催者の挨拶や簡単な自己紹介の後，講義（すなわち「答え合せ」）を開始する。

 講義の冒頭で，講師は「これから統合失調症についてお話しします。この病気は理解することがなかなか困難な病気です。時間も限られているので，皆さんの身内の方の状態を参考にしながら話を進めさせていただきます」等と話す。参加家族相互のプライバシーの遵守の約束についても必ず述べておく。また「学校でテストの答え合わせをやるみたいですね。でも，皆さんの回答はそれぞれの実感に基づいたものですから，原則としてすべて正解です。どうぞご安心下さい」等と話す。家族集団の緊張が高いときには「私も学校の頃先生に指名されて意見を求められるのが嫌でした。ここではなるべく当てないようにします。でも，講義の途中で意見があるときには遠慮なくおっしゃって下さい」等と述べておく。

4）講義の進め方

①各設問ごとに全員の回答を読み上げ板書する。
②講師はできるだけ回答の1つひとつに簡単なコメントを加える。講師は，「患者さんを知らないので，このお答えから想像するのですが」等と前置きし，家族の意見の正誤にはあまり拘泥せず，可能な肯定的コメントを加えることを心がける。
③回答を項目ごとにまとめて，それらの特徴を表す名称を与える。たとえば，「陰性症状」（問2），「本人の性格を原因として挙げたもの」（問3）等。それらについて簡単な解説を加える。
④講師自身の回答を伝え，その理由を述べる。

⑤家族の反応を聞く。
⑥こうして第6問まで進めていき，講義終了前に改めて質問や感想を聞く時間を設ける。

3.「答え合わせの授業」の実際

　以下，埼玉県立精神保健総合センター社会復帰部門のデイケアに通所している統合失調症患者家族を対象として施行したセッションで得られた回答を例に取り，「答え合わせの授業」の実際の様子を紹介する。

　このデイケアには，講義の時点で70名のメンバーが在籍しており，診断名は器質性精神障害1名を除き統合失調症であった。また，平均年齢27.5歳，罹病期間7.5年，累積入院月数は7.5カ月であり，性別は男性が女性の約2倍であった。

　セッションは，月1回行われる「家族ゼミナール」の時間に行われた。当日は約50名の家族（大多数が親）が参加したが，参加者の性別，年齢等は調査しなかった。

　このセッションは参加者が多かったため，回答を書くための白板を2つ用意し，板書をデイケアスタッフに手伝ってもらいおおわらわで実施した。

　さて，問1「統合失調症はどんな病気だと思いますか？」に対して，表2のような回答が得られた。この表は，回答を，陽性症状の一部を挙げたもの，陰性症状の一部を挙げたもの，その他，に大別して白板に書き出し，さらに整理して表にしたものである。回答者の多くは際立った陽性症状か陰性症状の一部を述べて回答にしているが，一部には「やっかいな病気」「一生管理しなくてはならない病気」など家族の高負担を思わせる回答が見られた。

　講師は，これらを参加者とともに一覧し，各人の回答にはそれぞれ実感に裏打ちされた重みがあることを強調する。その後，自分の回答として「統合失調症とは，皆さんの回答を見ても分かる通り，本当に多彩な現れ方や多様な経過をとる病気」であると述べる。そしてその上で，「一見違って見える他の患者さんの状況にも耳を傾けることが大切」であることに注意を促す。

表2 問1「統合失調症はどんな病気だと思いますか」に対する家族の回答

・温厚な性格―ストレス―幻覚幻聴―興奮―異常行動―精神コントロール不能―破壊行動―入院―投薬
・脳の中のドーパミンの出る量が多くて自分で調整できない
・自分自身がわからなくなる病気
・自分で自分がコントロールできない病気
・論理的に言動ができない病気
・考えがまとまらず，シリメツレツになってしまう
・げん覚症状が出て，常に人にかん視されていると思ひこむ
・幻覚，幻聴，幻視が表れる病気。意欲がなくなる病気
・気分不安定で，騒いだり，わめいたりする病気
・恐怖感の強い病気，感情がはげしい病気
・寝ない病気
・気力のなくなる病気，体や動き方が不活発になる病気
・働けなくて，ぼーっとしている病気
・なりはじめ，本人は病気であることを自覚しないで病院にもいかず，いくらすすめてもただ家に引きこもっていた
・わがままで，他人にかかわりたくない病気
・何事もベストにできないと気になってくよくよする病気
・社会生活が上手にできない病気
・一生管理しなくてはならない病気
・やっかいな病気
・一生治ることのない病気
・わからない病気

(デイケア通所中の統合失調症患者家族51人の回答から抜粋)

問2「身内の方に現在ある統合失調症の症状を3つだけ挙げて下さい」の結果を表3に示した。この表は，家族が挙げた全症状を白板に書き出し，症状項目別に整理した結果を示したものである。家族が症状として挙げたものは，教科書的な診断基準に記載されている症状よりもはるかに多彩であった。

参加者が異なると書き出される症状リストも異なり，このような表をライブで作るには経験や予備知識が必要となる。しかし，実際に実施してみると，あたかも選挙の開票を行っているかのような参加者の関心の高まりを実感できるものである。

こうして全体を症状のグループに分け，名前を与えた後，改めて簡単な解説を加える。

各症状の説明をするときには，書き出された中で一番分かりやすいものを選

表3 問2「身内の方に現在ある統合失調症の症状」に対する家族の回答

[陽性症状（19人）]
 幻聴5　ぼうちょう（幻聴？）　幻覚症状3　しょっ中ぶつぶつと口が動いている　妄想2　被害妄想　普通の人が言わないことをいう　他人からの監視　性格が人に左右されるという　頭の中でよくないことをもう想してしまう　他人の言動が気になる　現実と違った考え方をする

[陰性症状（27人）]
 無気力2　やるきなし2　意欲がない　寝る2　眠いという2
 引きこもり3　おしゃれへの興味が強いが他人と接触するのが不活発　人に会うのを嫌がる　友人拒否　電話に出たがらない
 思考力低下　幼稚なことを言い出す　2つ以上言うと聞かなかったという　体調不良の原因を決めつけてしまう　同じことを繰り返し言ったり考えたりする　気になることをくどくど話す2　こだわる
 無気力2　やるきなし2　意欲がない　寝る2　眠いという2
 身体を動かすのが苦手　動作がおそい　感情人格変化

[行動のコントロールの悪さ（15人）]
 いらいらする5　易刺激性2　物品をこわす　暴力　いつも怒りっぽい　薬を飲まないと精神が不安定になる　おちつきがない　深夜まで泣く　突然大声を出す　気に入らないことに我慢できない

[他の精神疾患でも見られる症状（19人）]
 おちこむ3　うつ状態2　そう，うつになる2　ふさぎこむ　死にたいということがある　対人恐怖2　過食拒食　食事をとらなくなったり，たくさん食べたりする時期がある　尿意やはい便が異常に気になる　不眠4

[生活障害（20人）]
 自立できない　家事や身の回りのことを全くやらない2　自分のことが自分でできない　しつけができない　リズムの生活がきびしい　なかなか寝ない3　朝起きるのがおそい4　お金にしまりがない　自分で管理できない　周囲の状況にうとい　身の回りのことがわからない　他人と協調できない　人との付き合いが苦手2

[本人の性格（22人）]
 依存的2　ものぐさ2　内向性　自信がない2　自己ふしん　神経質　他人のちょっとした言葉で傷つく　細かすぎる心の動き　気がつかない　わがまま　自分のことしか考えない　自分が思ったことを通したがる2　自分勝手　決めたことはどんなことがあってもやる　頑固　気が短い　人の言うことを理解しようとしない2

[身体症状（薬の副作用を含む）（10人）]
 自律神経不安　易疲労性2　体力がなく，デイケアに来ても個室で寝ていたり，途中で帰ってきたりする　水をよく飲む　飲むと眠くてボーとしている　話し方がよくわからない　体が傾く　手がふるえる

[その他（8人）]
 統合失調症　テレビが見られない　父，私が入院してます　不調の日がある　一人が恐い　考えが実行に結びつかない　ストレスに弱い2

（デイケア通所中の統合失調症患者家族51人の回答（複数回答）から抜粋，整理）

ぶ。たとえば，陽性症状について話す時には，「スーパーでレジの人が笑う」という訴えよりは「テレビの中の人物が自分に笑いかけたり，悪口を言う」という，より非現実的な体験を取り上げ，妄想の妄想たる所以についての理解を求める。

また，陰性症状については，「なかなか病気の症状とは考えにくいものですが，皆さんよく捉えていらっしゃるので驚きました」等のコメントを加え，その重要性を再確認する。

もし，どうしても付け加えておきたい症状があれば「今回のグループの身内の方にはないようですが」と前置して付け加える。

さらに，「わがまま」「あまえ」その他本人の性格に言及する，特に批判的なニュアンスの言葉に対しては，「病気になる前からあった性格と病気の症状とは違います。これらは病気になる前からあったのですか？」等と質問し，「病気になってから」と家族が答えた場合には，陰性症状や生活障害のリストから一番近い別の症状を家族に選んでもらって「わがまま」などの回答は消していく。それらは，しばしば「待つことができない」「自分が決めたパターン以外は受け付けない」等，より具体的で病気に由来する行動であることが明らかな言葉に置換されるが，ここも講師の腕の見せどころの１つである。

さらに，身体症状を挙げた人や，精神症状という言葉の意味を理解していないと考えられる人には，丁寧に説明を加える。むしろ，心理教育が必要なのはこうした回答を与える人々であることを忘れないようにしたい。

講師は「病気の症状は経過につれて変わっていきます。病気を分かった気にならないで，少しでも多くの症状を見極めることができるようになることが大切なのだと思います」等と述べてこの項を締めくくる。

ここでは，家族の回答が集まってはじめて統合失調症の症状の全体像が見えるようになること，全体の中に身内の症状が位置づけられることで，ここで話されていることが他ならぬ自分の身内の病気に関してであることを，参加者１人ひとりに納得してもらうことを意図している。

問３「身内の方の発病の一番の原因は何だと思いますか？」の回答を整理した結果を表４に示した。

表4 問3「身内の方の発病の一番の原因」に対する家族の回答

[本人に原因を帰するもの（20人）]
真面目すぎる4　おとなしく反発できない性格4　神経質2　内気　人間的に未熟　性格が弱い　甘えの延長　自信のなさ　理想が高い　何ごとも人より遅れた　孤独　他人と協調できない
[家族，家庭環境に原因を帰するもの（4人）]
母親の育て方　家庭環境が悪かった　親が価値観を押し付け過ぎた　幼児時代の生活環境
[本人と第3者との関わりに原因を帰するもの（18人）]
ストレス4　登校拒否　進学による環境の変化　受験の恐怖　能力以上の学校　学校教育　失恋　会社上司にいじめられた　会社上司と部下の板挟み　仕事の失敗　仕事に疲れた　精神的ショック　理想と現実のギャップ　自分の対処能力を超える出来事に遭遇した　お金
[身体的な要因等に原因を帰するもの（8人）]
野球のボールが目に当たった　頭部外傷後遺症　他の病気の薬2　事故で運命が変った　不眠　疲れやすかった　運命
分からない・無回答（1人）

（デイケア通所中の統合失調症患者家族51人の回答を整理）

　講師は回答を一覧した後，「原因と考えられるものは本当に千差万別ですね」とコメントし，「実は原因は懸命の研究にもかかわらずまだ十分に解明されていないのです」と回答を述べる。続けてドーパミン仮説について触れ，「したがって皆さんが挙げられた原因は全然関係がなかったかどうかは誰にも断言できませんが，少なくとも主な原因ではないと断言できます」等とコメントする。特に，家族や家庭環境に病気の原因を帰する意見については「学問的に証明されていない」「家族の自責感が強すぎると患者さんの療養に差しつかえる」等のコメントを加える。

　一方で「人間は何か起きると身近な所に原因を考えてしまうものです」等と，家族が原因について自説を持つに至る心理過程に理解を示すようにする。家族の原因についての自説は，それぞれの生活史，家族史を反映した，個別に話を聞いてじっくり解決しなくてはならない内容を持つことが多く，詳しい内容が分からない時点で，あまり断定的に家族の思いを否定するのは避けた方がいいように思われる。

　ここでは，家族の回答が集まって1人ひとりの回答が相対化し，各家族が確

信していると思われる原因論が幾分か軽減することを狙っている。また，ここでは遺伝のことを述べた参加者が1人もいなかったので，講師もそれについてのコメントは控えた。家族が触れない問題については，あえて話さなくてもよい，という考えからである。

　問4「身内の方は今後何回再発すると思いますか？」に対する回答は，1人ずつ読み上げ，白板に「正」の字で示した。結果は，0回，すなわち「もう再発しない」と答えた人が12人，以下1回3人，2回9人，3回7人，4回0人，5回以上4人，無回答15人であった。

　この結果を家族とともに確認し，「もう再発しない」と答えた人には「軽い症状のようで幸いです。でも多少はもう再発して欲しくないという親御さんの願望も込められていますかね」とコメントする。無回答の人には「実は，この間も意地の悪い質問をするとお叱りをいただいたんです。こういうことは考えたくないというのが当然の親御さんの気持ちでしょう」等と家族の答えたくない気持ちの受容に努める。その上で，講師としては「一般には3ないし4回はあると考えておく方がいいかもしれません。人生には，越えなくてはならない大きなストレスがいくつかありますから」等と自分の回答を述べるようにする。また，再発を防ぐ方法があること，再発が病気を受容するための良い転機となる場合のあることも告げておく。

　この問いに対しては，「もう再発しない」という回答が多いことなど，家族の回答は全体としてやや楽観的である。これを再発させまいという家族の願望の現れと解釈し，婉曲な表現ながら一般的には再発は不可避であるという講師の見通しを提示する。再発に関して直面化を計った上で対処法や再発の意義について述べ，家族の不安を和らげる努力をすのがこの項の流れである。

　問5「身内の方の1年後の状況について一言で予想して下さい」の回答を分類，整理したものを表5に示した。回答は全体として現実的なものが多いという印象を受けた。その旨，家族に告げ，この問いに対しては，平素メンバーに接しているデイケアスタッフにアドリブで回答をもらった。その回答は，「順調に行けば社会的な行動のレベルは今よりも少し向上するが，焦ってはいけない」という内容であった。

表5 問5「身内の方の今から1年後の状況」に対する家族の回答

[現状維持派（22人）]
　現在と変らないと思う9　いつも変らない（せいぜい作業所通い）　わずかでも回復3　頑張ってデイケアに通っていると思う4　デイケアで楽しくやっている　センターにお世話になっている2　デイケアの回数がごくゆっくりだが増し，友人が増えている　デイケアを続け，自分の力で何かを見つけだそうとしている

[社会復帰派（18人）]
　社会復帰2　ある程度の社会復帰が可能か　社会復帰ができるようになってほしい　仕事しているが，まだ安定しない状態4　就労かアルバイト　勤め人になっていると思う　アルバイトをしている3　アルバイトくらいできるかなあ　早く働いてもらいたい　働いてくれている　通院しながら通学かアルバイトをしているのではないか　大学に復学している

[家庭内適応派（8人）]
　家事手伝い2　自分のことは自分でできる2　朝起きられて夜早く眠り，1つはまとまったことができる（スポーツ）　保健所のソーシャルクラブに通い，週2，3回は家の仕事をしている　家族と仲よくやっているかもしれない　家でひきこもり

[その他（3人）]
　その子らしい軌道に乗っていてほしい　薬が1～2個少なくなる　積極性が出ないのではないかと心配している

（デイケア通所中の統合失調症患者の家族51人の回答を整理）

　この問いでは，デイケア段階にある患者はゆっくりと回復していく，という過度に悲観的でも楽観的でもないイメージを家族と共有できれば成功であると考えられる。

　問6「身内の方の10年後の状況について一言で予想して下さい」の回答を分類，整理して表6に示した。ここでは，仕事，アルバイト，結婚，自立，などかなりの好転を期待する楽観派，「見放されて誰も見向きもしない」などの悲観派，および不明・無回答のグループに大別された。講師は回答を一覧した後，「今がいろいろであるように，今後も各人各様ですね。でも，多くの人が明るい未来を信じているようなので安心しました」と述べ，ついで無回答の人が多かったことに言及して「実は，私の答えも『分からない』なのです。10年先のことなど神様でもないかぎり分かるものではありません。でも患者さんが病気について自覚し，ご家族も今後10年間焦らず，諦めず，温かく接していくことで，ずいぶんとよい結果が得られるのではないでしょうか」と続ける。さらに，「個人的には自立している，という回答が好きです。私の考える自立

表6 問6「身内の方の今から10年後の状況」に対する家族の回答

[仕事派（10人）]
　社会復帰している　職についている3　仕事につくことが可能な状態2　悩みながら仕事をしている　簡単な仕事2　理解ある上司のもとで健康に仕事をしている
[アルバイト派（8人）]
　月2回通院しながら短時間仕事をしている　少しは働けるかと思う2　パートの就労か身内の手伝い　ある程度の社会復帰が可能か　バイク通勤アルバイト　アルバイト/ボランティア/今の状態　できたらアルバイト程度をし，結婚していてほしいが不安である
[結婚派（3人）]
　結婚をして，子どももできて楽しい生活をしている　結婚している　家庭を持ち，人並な生活をしている
[自立派（5人）]
　1人で生活している2　自立している　自分なりに生活できる状態になってほしい　親がいなくなり，仲間と連携してどうにか過ごせる状態
[回復派（5人）]
　家族仲よく，1人ひとりが自分の人生を歩んでいる　通常の生活に戻るであろう　病気の方は落ち着いている　全快　自分に自信を持ち生活できる　元気で暮らしていることを予想したい
[気まま派・現状維持派（5人）]
　割合気ままな生活をしている　ブラブラしている3　作業所に通っているか，または入院している
[悲観派（3人）]
　見放されているごとく誰も相手にしない　かんばしくない　積極性がない状態が続くのではないかと心配
[「分からない」または無回答]
　難しくて予想できない6　今のことで精一杯なので考えられない　無回答5

（デイケア通所中の統合失調症患者家族51人の回答を整理）

とは，できることは自分でやり，できないことは人に頼むことができる，という状態です」と病気の重症度に応じた自立があることについて話し，その後家族との懇談に移っていく。

　ここでは，問5とは少しニュアンスを変え，未来が良くも悪しくも開かれていることを強調する。楽観的な家族の見通しには共感する姿勢を示し，悲観的な家族の見通しには対応策のあることを伝え，家族の努力が報われるものであることを明示することが要点である。

4. 考　察

1) 心理教育のあり方

心理教育とは,「精神障害者の家族に対して,病気の性質や治療法・対処法など,療養生活に必要な正しい知識や情報を提供することが,効果的な治療やリハビリテーションを進める上で必要不可欠であるとの認識のもとに行われる,心理療法的な配慮を加えた教育的アプローチ」[5]のことである。

これまで統合失調症の家族に対する心理教育に関して,どのような枠組み（プログラム）で行うか（たとえば山口[8]）,どのような情報を伝えるか（たとえば文献[4]）,という議論はなされてきたが,どのように情報を伝えるか,という点での議論はまだ十分には行われていないように見受けられる。

筆者らは,本来心理教育とは情報をどのように伝えるか,という点に行き届いた配慮を払うべきものである,と考えている。その配慮として3つの側面を指摘しておきたい。

まず第一の配慮は,情報と受け取る側の気持ちの関係に関するものである。単に情報を提供しただけで,家族が専門家の目から見て好ましい変容を見せることはむしろ少ない。それは,患者にリハビリテーションのことを伝えてもただちに実施されない場合が多いのと同様である。心理教育は疾病受容に関する家族の心理的側面を無視しては成立しない。

第二は,家族ごとに異なる個別的な側面と一般的な情報との間の関係に対する配慮である。家族が悩んでいるのは自分の身内についてであって,これはつとめて個別的な問題である。しかし,心理教育では,一般的な情報提供が家族集団に対して行われることが多い。こうした形式を用いる意義は,単に時間経済的な点だけにあるのではない。むしろ,自分たちだけの問題だと思ってきた悩みが,集団の中で他の家族と共有されるものと気づいたときに生じる一種のカタルシス効果が重要である。したがって,集団で行われる心理教育では個別性と一般性の問題がバランスよく扱われねばならない。

第三は,教える者と教えられる者の間の関係に対する配慮である。心理教育

では知識を持つ専門家から持たない家族への一方的指導という形に陥らぬよう十分に自戒せねばならない。心理教育の効果は，むしろ医学的説明による病気の外在化と他の家族と感情を共有できる場の設定を利用して，家族が過去の出来事に対する自責感から解放され，将来についてある種の見通しを持てること，それらにより家族の心にゆとりが生まれること，にある。したがって，教える側が家族の高い感情表出（high expressed emotion）を下げようとして教条的な態度をとることは，あたかも家族が患者をある方向へ強引に向けようとするのに似て，良い結果を生まないであろう。専門家が患者と家族の良い関係を標榜して心理教育を行おうとするとき，専門家自身と家族の関係もそれと相同であるべきである。すなわち専門家が家族に説くように，教える側も教えられる側に対してよく聞き，学ぶ姿勢を持つ必要がある。これまでの心理教育では，ともするとこの側面が軽視されがちなように思えるのは筆者らだけであろうか？

講演会の形式で病気の情報を伝えることはこれまでもなされてきた。あえて心理教育と言うからには，上記の諸要素にある程度の配慮をしたプログラムであるべきと考える。

2）「テストと答え合わせの授業」を擬した心理教育の一技法について

「テストと答え合わせの授業」を擬した心理教育の一技法は，Berkowitz ら[2]が開発し，高橋[6]によって日本に紹介された知識面接（knowledge interview, KI）を入院患者の家族に施行した際，精神保健業務に携わる者には思いもよらぬものを含んだ，実にさまざまな回答が寄せられたことから発案したものである[7]。KI の質問を改定して 6 問を作成したが，現在では「薬はいつまで飲むことが必要と思いますか？」という質問も加え 7 問としている。

さて，この技法は，これまでに考察した心理教育の要請にある程度応えうるものではないかと考える。この方法は，家族に知識を伝えるためのものではあるが，家族集団が知っている以上の知識をいわば上から下に伝えることを意図しているわけではない。家族の考えや見立てが家族集団の中でどのような位置にあるかを自覚することに重点が置かれている。逆説的に言えば，その目的は，

家族が知るべき知識は最少限度でよく，すでに家族はそのことを知っていることに気づかせ安心させること，である。

この方法の利点として，以下の点が挙げられる。

①参加家族1人ひとりの気持ちを汲むことができる。

②参加家族の知識に応じて話ができる。

③家族が主体的に参加できる。

④統合失調症の症状，経過，再発可能性等に関する多様性を理解しやすい。

⑤参加者相互間で親近感が生まれやすい。

⑥講師はじめスタッフが家族に教えよう，矯正しようという姿勢から解放される。

⑦講師やスタッフに家族の疾病理解に関する理解を深める機会を提供する。

この方法の大きな長所は，家族の回答用紙が講師の手元に残り，参加家族集団全体としての認識を考える際の貴重な資料となることである。今回は，家族の回答についての分析を行うゆとりはないが，この方法で家族が示した再発や予後に対する見通しなどは，現実検討が甘いなどと一刀両断にせずに，じっくりその意味を考えてみたい課題である。

しかし，この方法は「テスト」を行うわけであるから家族に心理的負荷をかける可能性がある。今のところ受講した家族の評判は悪くないような印象を持っているが，弊害が現れないかどうかについて十分な注意を払う必要がある。また，この他にも，治療法一般，薬物療法に関する知識，家族の接し方等について的確な知識を伝えることが大切なことは言うまでもない。これらに対しても上記と同様の質問を工夫することができるかどうかが，われわれの次の課題である。また，その際には時間の関係から複数回のセッションに分けて行うなどの工夫が必要と考える。

この技法の成果については特に評価を行っていない。変化はこの講義1回で生じるものではなく，患者および家族に対する医療的，福祉的な総合的かつ継続的な援助の中で生じるものであると考えるからである。

5. おわりに

筆者らが考案した統合失調症患者の家族に対する心理教育の一技法について紹介し，若干の考察を加えた。

今後もこの方法の可能性について，実践，研究を重ねたい。しかし，心理教育は創意工夫を凝らした多様なものであるべきで，家族理解や家族のニーズに従い，新たな技法が生まれ，心理教育の技法に関する議論が高まることが望まれる。

前・埼玉県立精神保健総合センター総長木戸幸聖先生，国際心理教育研究所鈴木浩二先生のご指導，ご校閲に厚く御礼申し上げます。

文　献

1) Anderson, C. M., Reiss, D. J., Hogarty, G. E.（鈴木浩二，他訳）：分裂病と家族：心理教育とその実践の手引き（上，下）．金剛出版，東京，1990．
2) Berkowitz, R., Eberlein-Fries, R., Kuipers, L., Leff, J. : Educating relatives about schizophrenia. Schizophrenia Bulletin, 10 ; 418-429, 1984.
3) 木戸幸聖：分裂病者の家族への心理教育に関する覚書（1）（2）．埼玉県立精神保健総合センター紀要，2 ; 69-811, 1992.
4) 増野肇，他：家族のための分裂病ハンドブック．ぜんかれん，東京，1992．
5) 大島巌：心理教育：いわゆる「消費者」の観点から．家族療法研究，11 ; 30, 1994.
6) 高橋彰久：Knowledge Interview からみた分裂病家族の患者についての知識．日大医学雑誌，47 ; 83-95, 1988.
7) 角田明美，井ノ内美雪，川添由紀，島田富美子，森田厚子，白石弘巳：精神分裂病に対する家族の認識．病院・地域精神医学，39 ; 61-70, 1996.
8) 山口一：心理教育的アプローチによる家族への支援プログラム．（昼田源四郎編）分裂病者の社会生活支援，金剛出版，東京，pp. 194-224, 1995.

第18章

家族心理教育の実践(2)
――『家族と専門家の交流会』から学んだこと

1. はじめに

　筆者は，精神保健・医療業務に従事する傍ら，縁あって「市民と専門家のための健康・医療ガイドセンター」（以下,「健康・医療ガイドセンター」）という非営利の市民団体の会員となり，1992年から統合失調症の家族の方々を対象とする情報提供や交流の支援のための活動を行ってきた。この「家族と専門家のための交流会」（以下,「交流会」）は筆者らが細々とではあるが，決意をもって続けてきたものである。

　本稿では，誕生の経緯，会の内容，筆者らがこの会から学んだことについて紹介させていただくことにする。

2.「健康・医療ガイドセンター」と松原雄一氏

　この活動の基盤となっている「健康・医療ガイドセンター」は，故・松原雄一氏が，医師に病状などを聞くに聞けずに悩んでいる患者・家族が多い状況を変えるために，市民運動家らとともに準備し，1988年4月に東京・文京区に事務所を構えたものであった。会の活動方針として，1）自分のからだや病を知ることができる医療，2）いろいろな経験者と学びあって，健康を考える医療，3）市民と専門家が，対等な関係でつくる医療，を掲げ，具体的には，電話による医療相談，健康問題に関する講座や講演会の企画，機関誌「健康医療

ネットワーキング」の発行を活動の柱とした。開設当初，医師が常駐する初めての医療相談活動団体ということで，マスコミにもしばしば取り上げられるなど，関係者から注目を集め，相談件数はその後の5年間で4,700件に上ったという。

「健康・医療ガイドセンター」を創始した松原氏は，型破りな精神科医であった。すでに大学在学中から「精神医療の現場を知る会」などを主催し，「全日本医学生自治会連合」を再建し，公害や障害者の問題にも積極的に関わるなど活発な活動ぶりで知られていた。精神科の研修医時代は，朝7時に病棟に来て入院患者さんとラジオ体操をすることから1日が始まり，昼間は患者さんを連れて一緒に映画を見に行ったり，時には食事をおごったりするなど，「親身の世話」を通り越し，友達として付き合っているという印象さえ与えた。一方で，若くして精神神経学会の評議員に当選し，精神障害者の人権擁護のための論陣を張った。その彼が行き着いたのが「健康・医療ガイドセンター」だった。彼は約5年間ほとんど無給で活動に没頭し，このセンターを「日本一の相談機関」とすることを目指した。

1992年松原氏は「統合失調症（当時は精神分裂病）の家族の方々のための教育」という公開講座を企画し，筆者を講師に指名した。ところが，第1回の講座を終了し，好評のため追加の講座を企画した矢先，彼は突然脳腫瘍に倒れ，闘病の甲斐なく1994年7月に享年40歳の若さで世を去った。最後の入院中に行った「天命」というタイトルの講演を彼の遺書のように感じたわれわれは，彼に託された公開講座をわれわれなりのやり方で続けようと決意した。

3. 公開講座から交流会へ

松原氏は，「健康・医療ガイドセンター」の電話相談に，統合失調症の患者さんとどのように接したらいいのかという家族からの相談が数多く寄せられていたことから，一般の人が広く参加できる公開講座の形式でこのテーマに関する講義を行うことを企画したという。この当時，家族心理教育は，まだごく一部で試験的に行われているような状況であった。統合失調症の病名を冠した公

開講座が新聞に紹介されるや，事務所の電話が鳴り続け，その数は約 2,000 件に達したという。このため，1 回のみの予定を変更して，結局毎回約 100 人ずつ計 9 回，合計約 900 人に同じ内容の講義を行った。講座は，毎月金曜日の晩，お茶の水駅近くの医科大学の 1 教室において，約 2 時間，病気の説明や家族の接し方の話を行い，その後質疑の時間をもった。家族からの切実な質問が相次ぎ，質疑は長時間にわたった。参加者の中には，遠く九州や近畿地方からわざわざ出かけて来られた人もいた。後日，筆者の勤務先に，遙か遠い地方の家族から電話がかかり「講座には行けないので，宿泊費等を出すから自宅を訪問してほしい」という依頼さえ受けた。こうした状況は，講座を始める前は想像もしなかったことであった。

　この第 1 期（1992 ～ 1993）が終了後，闘病中の松原氏から依頼されて，この講座を続けることとした。第 2 期（1993 ～ 1994）は保護者制度や心理教育，第 3 期（1994 ～ 1995）は精神科薬物療法と精神科リハビリテーションをテーマに取り上げた。参加者は，第 2 期約 500 人，第 3 期約 300 人であった。筆者は講義を工夫したり，質問に答えようと努力する中で，家族の置かれている状況，その意見や気持ちについて多くのことを学ばせていただいた。さらに，毎回，保護者制度や心理教育に対する希望などのアンケート調査などを依頼し，貴重な情報を得ることもできた。しかし，専門家による講義と質疑ばかりではなく，家族同士の交流を重視すべきではないかという意見が出て，1995 年から公開講座を「統合失調症の家族の方々の交流会」（以下，「交流会」）に変え，場所も現在の区民センターに移して継続することとした。表 1 に今日までの「交流会」の実施状況を示した。

4．「交流会」の基本方針

　交流会の基本方針は，以下のようである。1）統合失調症の家族の交流を目的とする，2）公開講座の参加者が東京都や近県のさまざまな地域から集まっていることを生かした交流を工夫する，3）運営は，ガイドセンターのボランティアスタッフに加え，PSW，薬剤師，看護師などとして働いている精神保

表1　「交流会」の記録

	実施時期	参加者	講師と講演テーマ
第1回	95.02.26	120	滝沢武久「こころの病・家族のこころ」
第2回	95.09.23	92	白石弘巳「ロサンゼルスで学んだこと」
第3回	96.03.03	89	広田和子「精神障害者の自立をめぐって」
第4回	96.09.29	81	児玉洋子「地域における生活支援のあり方メンバーはどのようにやどかりの里の社会復帰施設を利用しているか」
第5回	97.03.09	74	広田和子「当事者が専門家に期待すること」
第6回	97.09.14	88	姥山貢代「いまどき，元気がでる話」
第7回	98.05.30	約20	はーとぴあ「きつれ川」にて実施
第8回	98.10.25	95	月崎時央「家族や専門家だけではない第三者のサポートを得るために」
第9回	99.04.18	105	小田心火「精神科の看護婦（士）って何する人々？」近藤昭子「心の病をもつ人の障害受容，社会参加を支援する」
第10回	99.11.07	86	小松正泰「ひきこもり：家族の悩み，今できること，すべきこと」デニスケート「プロジェクトリターンのアメリカでの活動」
第11回	00.09.10	119	中谷真樹「エビデンス（実証）に基づいた治療法を求めて」
第12回	01.03.18	83	広田和子「最近経験したこと」池原毅和「精神障害者の生活支援のための後見的活動」
第13回	01.09.09	79	ボランティア「精神障害の薬物治療と家族の対応について」

健関係者にも参加を呼びかけ，専門家も集える場所とする，4）内容は家族の希望を極力反映させるものとする，5）参加者の匿名性を尊重する，6）専門家（ボランティア）が「教える人」で，家族が「教わる人」という関係が固定しないようにする。5番目の方針は，家族も専門家もプライバシーに関する話は強制されない，すなわち，参加者が身内がどこの医療機関に通っているか，などを明らかにしたり，ボランティアがどこで働いているかを明らかにしなくてよいということである。6番目の方針は，当初は，交流会であるからボランティアは家族の交流のファシリテートをする役に徹するべきとしたところ，それでは参加者が満足せず，むしろ専門家が「交流を強制する」不自然さが生じるようにもなり，途中から変更した。また，「交流会」は途中から「家族と専門家の交流会」という名に変わった。病名を削除したのは，申込書の宛先に病名が付いていると身内の病気が不特定の第三者に知られてしまうと，参加者か

ら強い抗議を受けたためであった。また，ある時，保健所の精神保健相談員が，「自分はある人を措置入院させてとてもつらい思いをした。家族が愚痴を言う機会であるのなら，専門家の愚痴を聞いてもらう機会であってはなぜいけないのか」と発言したことがきっかけとして，「専門家」を会の名前に加えた。さまざまな制約の中ではあるが，家族と専門家が少しでも自由にものを言い合える時間をもてるようになることを期待したのである。

我々は，「交流会」のかなりユニークな特徴を生かしつつ，参加者の求めに的確に対応することを重視して運営してきた。それは，ボランティアとして参加している私自身にとっては専門家としての「自分自身の変化を楽しむ場」でもあった。

5.「交流会」の運営

「交流会」の開催までの流れは以下のようである。まず，ボランティアらが企画を決定し，案内状を作成する。この案内状を公開講座以来「健康・医療ガイドセンター」が管理している名簿により，各家庭に郵送する。同時に専門家ボランティアに当日の参加依頼を行う。資料代として1,500円（会員でない人は2,500円，弁当を注文する場合は別に700円）を事前に振り込んでもらい，参加の受付に代えている。案内状には，質問票を同封し，事前にFaxなどでガイドセンター事務所に送っていただく。この質問を「薬」「リハビリ」「家族の接し方」などの項目別に整理して，説明に必要な資料を準備する。用意する資料は20ページ近くになることもある。ガイドセンターの事務局は，問い合わせの電話に対応しながら，参加者分の資料を印刷し，封筒に詰め，当日を迎える。

当日，事務局は朝9時から近くの区民センターの300人規模の部屋のテーブルを準備し，受付を開始する。ボランティアは9時半から約30分間でその日の流れを確認して会場に入る。

第16回の「交流会」プログラムを一例として表2に示した。基本的内容は，専門家ボランティアが手分けして家族からの質問にはできる限り丁寧に回答す

表2　交流会のプログラム（第16回）

時間	内容
9：30	受け付け開始
10：00	主催者挨拶
10：10～11：45	全体会：病気や治療に関するQ and A（質疑），最近の動き（あらかじめいただいた質問への回答，重要なテーマの解説）
11：45～13：00	昼食および自由交流，書籍販売，ビデオ供覧等
13：00～13：30	回復者へのインタビュー
13：45～14：45	お話と質疑「ご家族の接し方のこつ」講師：精神科医・山口一氏
14：45～16：00	自由交流（参加者，交流会専門家ボランティア）
16：00	終了

ること，意識して最新の情報を伝えること，毎回当事者から闘病体験を聞く時間を設けること，参加者の希望を参考にゲストを招き特別講演を行うこと，などである。毎回，アンケートを参考にして内容だけでなく，実施方法にも試行錯誤を繰り返している。これに加えて，10人程度のグループを数グループ作って交流する時間を設けている。

また，会場での書籍の出張販売ははじめから続けており，また最近は昼休みに全家連などが作成したビデオを上映している。昼食を作業所に依頼したり，幻聴の体験装置を拝借して実演していただいたこともあった。第7回は「きつれ川」で行った。さらに，家族の希望により，「交流会」とは別に作業所の見学ツアーを企画したこともあった。とにかく，家族が重い事実を受け止め，なお希望を持てるよう，毎回ささやかながら新たな試みを続けてきた。

会の終了時には，アンケートを書いてもらい，次回の企画に役立てている。また，ボランティアはその後，少しアルコールも飲みながら反省会を開いている。

6.「交流会」の存在意義

「交流会」参加者の多くは，患者さんの親で，さすがに最近は東京および近県に住んでいる方がほとんどである。ちなみに，ある回のアンケート調査の結果では，参加者の身内の患者さんの年齢は平均33歳，罹病期間が11年，外来

通院中 56 人，入院中 11 人という結果であった。最近では，お互いに顔見知りとなった常連の参加者を中心に，「交流会」終了後，さらに喫茶店などで話をして帰られる場合もあるようである。

　表1に「交流会」の参加者数が示してある。特に宣伝をしているわけではないが，口コミで毎回新たに参加して下さる方もいて，家族の参加者数は 50〜70 人でほぼ一定している。約8年間参加者数が減らないでいるということは，我々としてはまさに予想外の出来事であった。「交流会」がまがりなりにも続いてきたのは，家族の期待に応えるべく努力をしてきたことを参加者が評価してくれたためではないかと思っている。逆に，それがなくなれば参加者はたちどころに減少するだろうと確信している。家族の期待や要望に応えるということについて印象に残る家族の発言がある。それは，「この会では，保健所に相談に行って下さいなどと安易にアドバイスしないで下さい」という発言であった。その方によれば，多くの家族は一通りのことを行い，それでも課題が解決しないから藁にもすがる思いで「交流会」に参加しているのだという。発言された方は，決して過大な期待を抱いているわけではなかった。医療機関その他で専門家ではどうしようもない問題があることを分かった上で，家族として何をしたらよいか苦しんでいらっしゃるのである。専門家は，家族のこうした気持ちに鈍感になってはいけないと思う。また，「交流会」への匿名での参加という形でしか相談援助活動を利用できていない家族がいたとして，もちろんそのことは問題ではあろうが，この参加がその家族にとって，現時点でできるその方のぎりぎりの行動と考えて，次に家族ができることを一緒に考えていくことが「交流会」の存在意義であると考えている。家族の傍らに立ち，同じ目線でものを見，たとえ少し遠回りに見えても家族が希望する情報を提供することが，家族が希望を持続させ，力をつける上で，最善の方法である場合があると信じるからである。

7.「交流会」に参加したボランティアがすべきこと

　専門家ボランティアは，作業所職員，心理，看護師，PSW，薬剤師，医師

などさまざまな職種からなり，一時見学もかねて参加した人も含めると30人近くになったこともあった。特別講演の講師は，いずれも名の知れた方々で，我々の依頼に対し，薄謝で講演をして下さった。この場を借りて講師やボランティアとして参加していただいた皆様にお礼を申し上げたい。

　参加したボランティアの多数は，家族の気持ちを直接うかがう機会をもてたことを喜んでくれた。私は，「交流会」のもう1つの意義がここにあると思っている。と同時に，ボランティアにはもう1つ役割があると考えるようになった。すなわち，「交流会」に参加し，苦しい状況や専門家への不満を言うことが家族にできるぎりぎりの行動であるとしたら，その場に立ち会っている専門家のボランティアが，その声を専門家の世界に届ける役割を担うべきなのではないかと考えるようになったのである。そこで，「交流会」で募った「精神保健の専門家に期待すること」というアンケート結果を小冊子にして，関係機関に配布したこともあった。その中では，精神科医療機関，主治医，保健所，作業所，その他市役所，警察，救急などに対しさまざまな意見が述べられた。もちろん，満足しているという意見も多かったが，たとえば主治医に対して，「あまり患者さんの話を聞いてくれない」「長年薬を変えないし，何の説明もない」から，「何か言うと怒鳴られてしまう」，果ては「人間関係面での勉強が足りないのではないか」などの不満が述べられた。家族のさまざまな意見の中には専門家が反論したいこともある。しかし，小冊子によって，家族の声が直接の主治医ではなくとも，誰かに届いたことを家族に知ってもらうことで，参加者は幾分か力を感じてもらえたのではないかと思う。最初は専門家が家族に代わって「言いたいこと」を伝える手伝いをするところから出発しても，やがて家族自身が「言うことができる」ようになることを信じて，「交流会」に参加するボランティアはそこで体験した家族の声を専門家の世界に伝えていく役割があると考えている。

8. おわりに

　「交流会」は事務局の存在なくして存在しえないものであり，8年以上もの間，

裏方に徹して支えて下さった平田京子さん，北村ミチ子さん，羽山貴子さん，石井陽子さんはじめ多くの皆様に，この場を借りてお礼したい。我々は，こうした力に支えられながら，参加者が1人もいなくなるまで，試行錯誤を続けていきたいと考えている。

文　献

1) 大賀達雄，松原雄一，白石弘巳：精神分裂病の家族に対する心理教育：公開講座による試み．心の健康，9；46-52, 1994.
2) 白石弘巳，大賀達雄：家族と専門家のための交流会．東北精神医療，28；2-10, 2000.

第19章
統合失調症患者に対する心理教育的アプローチ

1. はじめに

　今日，統合失調症の幻覚や妄想などの陽性症状に対し，薬物療法を併用せず，もっぱら精神分析などの精神療法を用いて治療する医師はまれである。しかし，それは，統合失調症の陽性症状に洞察を目的とした精神療法が不向きであるためであって，精神療法一般が不要であるということではない。むしろ，不安への対処法としての支持的精神療法や，新しい学習，再学習，あるいは訓練などの体験を通じて適応性の改善を目指す訓練療法への関心は高まっていると言える。

　心理教育は，「精神障害やエイズなど受容しにくい問題を持つ人たちに，正しい知識や情報を心理面への十分な配慮をしながら伝え，病気や障害の結果もたらされる諸問題・諸困難に対する対処方法を修得してもらうことによって，主体的な療養生活を営めるよう援助する技法」[8]である。

　長期にわたって治療を継続すべき統合失調症では，本人が病気を告知され，病気の性質や治療の内容をよく知って療養を行うことの重要性は言うまでもない。従来，精神疾患，特に統合失調症に対する病名告知に対して日本の精神科医は消極的であった。その背景には条件が整っていなかったという事情もある[15]。2002年に日本精神神経学会は長い検討の末，精神分裂病から統合失調症に呼称変更した。社会の差別や偏見の対象となりやすい誤解のある病名を変更することを契機として，本人に対する告知が広まることが期待されている[17]。

統合失調症患者に対する心理教育は，多彩な療法を折衷した精神療法の1つと位置づけられる。本稿では，統合失調症患者に対して行われる教育的アプローチと称される部分を主たる対象として，その意義や精神療法との関連について論じてみたい。

2. 本人を対象とする心理教育的アプローチ

1) 家族心理教育プログラムとの異同

心理教育は，主として家族を対象とするものと本人を対象とするものに大別される。

心理教育プログラムとしてさまざまなものが開発，提唱されているが，家族に対するものも，本人に対するものも，統合失調症の原因，症状，経過，治療法に関する情報提供，基本的コミュニケーションの訓練，問題解決法の訓練，質疑やグループによる話し合い，などの基本的要素からなっている点では大差ない。また，病期や罹病期間などに応じてきめ細やかなプログラムが求められているところも同様である。

しかし，家族に対する心理教育プログラムと本人に対するプログラムの間には，その実施目的や治療上の位置づけなどに差異がある。

まず，家族に対する心理教育では，家族を病気とは見なさず，したがって「治す」対象とは考えないという立場をとる。家族に対する心理教育では，感情表出の高い家族と同居する統合失調症患者が再発しやすいというVoughnやLeffらの感情表出の研究[24]を背景として，感情表出に問題があるとされた家族などに働きかけることにより，本人の再発を防ごうとする狙いが強調されてきた。これに対し，本人に対する心理教育の対象者は，言うまでもなく治療の対象でもある。また，患者に対する情報提供は単に再発予防ではなく，インフォームド・コンセントの原則の普及や，入院患者の権利保障の一環として注目されるようになったという側面もある[14]。実際，前田は本人に対する心理教育の目的を，1) 治療遵守性の向上，2) インフォームド・コンセントの一助，3) 治療関係の向上，4) 病識の芽生え効果，の4つに整理している[11]。

こうした差異に伴い，医師などの専門家が占めるべき位置も異なる。家族心理教育では，医師などの専門家は家族との信頼関係構築を通じて，家族を「治す」のではなく，「コーチ」として，家族と患者のコミュニケーションのあり方に関して，いわば「外から」家族を支援するという姿勢をとる[4]。一方，本人を対象とするプログラムではコミュニケーションの一方の当事者として，「治療同盟の形成」を期して行うことが多い。

一方，本人に対する心理教育が家族に対する心理教育から継承すべき大切なポイントがある。心理教育では，対象が患者であれ，家族であれ，コミュニケーションが重要なキーワードとなるが，コミュニケーションの本質の1つはその相互性にある。家族に対する心理教育で，家族の行動の変化を通して患者の再発予防という効果が導かれるとすれば，本人に対する心理教育においては，医師など専門家が患者の語りに触発されてさまざまな気づきを得，自らが変化し，それが，患者の治療上の効果へとつながるといった正のフィードバックを期待してもよいのではないか。たとえば，最近，あるグループに参加したとき，統合失調症から回復した人々が，幻覚や妄想について「以前だったら信じてしまったであろうことが頭に浮かぶけれど，今は抑制できている」「幻聴は聞こうと思えばどんどんでて来るんだよね」などと語るのを聞く機会があった。発言に接し，筆者は病的体験の消えることを惜しむような気持ちになる時期があるという「ロリ」の陳述[18]を想起し，病的体験を「健全な精神機能」にとって異物と見なす考え方が，不当な単純化であると改めて気づかされた。気づきを本人に伝えることにより，お互いが学び合い，臨床上の効果につなげていくことが心理教育の醍醐味と言えるだろう。

2) 本人を対象とする心理教育的アプローチの実施

Pilseckerは，1981年に精神病院に入院中の統合失調症患者などのグループに，2回を1シリーズとして病気の説明をした経験について報告した。彼によると，多くの患者が自由意思で参加し，説明も大きな混乱なく行われ，終了後，このような機会を設けたことを好意的に評価する感想を漏らしたという。日本でも複数のグループ[1,10,16]が，1980年代後半から統合失調症患者を対象とする

心理教育に取り組んできた。こうした報告を見ると，統合失調症の診断名を告知されている患者を対象として情報提供の機会を設けることが可能であることは，もはや明らかであると言える。

しかし，課題もある。先述のPilseckerによれば，1回目のセッションこそは比較的スムーズに行われたものの，参加者の45％が引き続く2回目のセッションを欠席したという。彼は，2回目のセッションへの欠席が多かったのは，病気の情報に接し「自分の状態と一致しないと感じた」り，「希望のなさを感じて参加意欲を失った」人や「意欲の低下などのため出席できなかった」人がいたためではないかと推定している。こうした推察を待つまでもなく，統合失調症の患者が自分の体験に即して情報を理解したり，それに興味関心を示すためには工夫が必要である。統合失調症の患者が自己が体験した急性精神病症状をすでに過去となった一過性の体験と見なし，将来について非常に楽観的な回答をすることが多い[21]ことを考えると，いきなり病気の話をするよりは，多くの統合失調症の患者が興味を示すテーマを絡めて情報提供することが大切であろう。たとえば，Muserらによると，統合失調症の患者は気分障害の患者に比べて，体重増加の問題や，よりよい住居に転居するための情報への関心がより高く，ストレスマネージメントやセルフヘルプグループへの関心は低かったという[13]。筆者も保健所などで精神障害に罹患した当事者に話す場合には，人生の夢，生活のつらさなどについて参加者の話を聴きながら，無理ない範囲で病気の説明をするように心がけてきた。

本人を対象とする心理教育が療養上何らかの好ましい変化をもたらすためには，継続的に行うことが必要であろうし，そのためには実施方法などにさらにさまざまな配慮を要することが明らかである。

3）本人を対象とする心理教育的アプローチのガイドライン

厚生労働省科学研究班は，最近心理教育を実施するための詳細なガイドラインを作成した[8]。ガイドラインから，本人を対象とする心理教育プログラムの概要を病期に応じて整理したものが表1である。これを見ると，本人に対する心理教育には2つの流れがあることが分かる。第一は，小集団に対するプログ

表1 統合失調症患者本人への心理教育

	急性期からの回復期	リハビリテーション期	長期入院中	地域生活期
基本的考え方	病状の悪化に注意しつつ、可能な範囲で合理的な説明を行う。	急性期に受けた情報提供をもとにして、地域社会で生活するために必要な情報を伝える。	入院長期化の要因を分析し、疾病や服薬に関する情報提供が有意義である群、服薬中断や問題行動がある群などに分けて実施する。	家族と同様に、ケアマネジメントの方法を用いて行う。
心理教育的面接	基本的に全例に主治医が実施。患者との定期的な個人面接。外来なら1ないし2週に1回、30分程度。入院中は週2ないし5回程度実施。	基本的に全例に実施。2週間に1回、30分程度の定期的面接。実施者はリハビリテーションに関わる主治療者。	基本的に全例に実施。患者との1ないし2週に1回、30分程度の定期的個人面接。	医療機関で行われる場合は、リハビリテーション期にある本人への心理教育と同じ。
実施内容	治療上の基本的情報を伝える。本人の薬物療法など知りたいことに応える。本人の衝撃に配慮した支持的面接を行う。	急性期に引き続き、精神疾患の原因、症状、経過とその治療法に関する情報。生活障害とリハビリテーションに関する情報提供。社会資源に関する情報。	支持的精神療法と治療同盟の形成を基本とする。精神疾患に関する情報、治療に関する情報、社会資源に関する情報などの他、本人の希望を聞き、目標について話し合う。	医療機関で行われる場合は、リハビリテーション期にある本人への心理教育と同じ。
期待できるアウトカム	治療同盟の形成。服薬遵守の向上など。効果研究は少ない。	同左の効果が期待できる。単独での効果についての研究は少ない。	同左の効果が期待できるが、これのみでは顕著な効果は期待できない。	リハビリテーション期にある本人への心理教育と同じ。
実施可能な集団プログラム	SSTなどの枠を利用した心理教育グループ、服薬教室、など。	服薬教室、服薬自己管理モジュール、症状自己管理モジュール、地域生活への再参加プログラム、セルフヘルプグループ。	長期入院患者本人への心理教育グループ、服薬自己管理モジュール、症状自己管理モジュール、地域生活への再参加プログラムなど。	地域保健福祉機関における本人への心理教育、当事者団体が行う心理教育、ピアからピアへのプログラム、など。

ラム化された認知行動療法的アプローチである。これはすでに生活技能訓練（SST）として我が国の精神科治療の中で広く行われているものと重複する。SSTでは，主に入院中の精神障害者の小集団などを対象として，ロールプレイなどの実演を折り込んで基本的コミュニケーションの技能修得や問題解決能力の向上を図り，日常生活上の障害を取り除くだけではなく，モジュールと呼ばれるパッケージプログラムを使用して，服薬の必要性を認識させたり，自己の病気への対処技能の向上を図っている。統合失調症の病期に応じたプログラムがすでに周到に用意されており，成果も報告されている[1]。

　第二は，表1で心理教育的面接と呼ばれているものである。この面接は，主治医かそれに準じた立場の人が，急性期から回復の各段階に応じて，あらゆる患者を対象として行うものとされている。心理教育的面接は，前述の認知行動療法的集団プログラムに比べ，必ずしも時期ごとの差異は具体的ではなく，このような方法のもたらす治療的効果についても報告は少ない。したがって，頻度や1回の長さを別にすれば，日常臨床レベルですでに行われているものであるとの主張もできよう。特に，急性期については，主治医の行うインフォームド・コンセントの過程との異同が問題になるところである。本来，インフォームド・コンセントは，正常な判断能力を有する人が，事前に十分な説明を受けて，自発的に治療に同意する過程を指す[7]。しかし，精神科治療において，厳密な意味でのインフォームド・コンセントを得てから治療を開始することが困難であることを考えれば，病名告知などの情報提供をいつ，どのような形で行うべきかの配慮自体が，重要な治療の要素となっている[23]。困難な状況下で告知を行う方法についての関心は一般医療においても高まっているところ[6]で，本人に対する心理教育的面接では，いかなる病期の患者に対してであれ，病気や治療について説明する困難を克服するべく創意工夫が行われる必要がある。このようにして得られた技術こそが，心理教育の定義にある「心理面への十分な配慮」を担保することになる。

3. 心理教育的面接

1) 過程としての "LEARN"

　それでは，心理教育的面接の核心となる技術は何であろうか？　それは，患者の訴えを聞き，専門家として医学的な説明を加え，相手の納得を得た上で，具体的，個別的な治療に関する決定にいたる過程である。この過程を，BerlinとFowkes[3]は要素の頭文字を取って"LEARN"と呼んでいる。すなわち，Listen（患者の問題を聴く）—Explain（その問題を医学的な観点から平易な言葉で説明する）—Acknowledge（相互の見解の共通点や相違点を明らかにし，不一致点について話し合う）—Recommend（医学的に最善と考えられる治療法を提示する）—Negotiate（医療者としての倫理的規範の許容範囲内で妥協をして，治療法について合意に達する）という過程である。この過程を丁寧に踏むことは，とりもなおさず，言葉で情報のキャッチボールをするということである。こうした考え方は，医学的な診察を「患者が持ち込む自伝的な物語と，医師が持ち込む専門家としての物語との間で対話が行われる絶好のチャンス」[9]と見るナラティブ・ベイスト・メディスン（NBM）の考え方にも見られるものである。

　一方，LEARNの過程は，ロジャースのカウンセリングとは傾聴の精神は共有しつつも，治療者の側から医学的情報を提供しその上で共通理解に達することを目指すという点で相違がある。同様の理由で，家族療法家などの間で近年注目された「人の数だけの多様な真実」を尊重する社会構成主義の考え方とも同じではない。患者の語りは重要であるが，医師は自らの存在理由である医学的言説を放棄することはできない。したがって，妄想を持つ患者の場合には，「患者にとっての現実」と「医学にとっての真実」の間で二者択一の結論を出すのではなく，「互いをどのように認め合うか」が課題となる。先述した，患者が医師らに比べて楽観的すぎる予想をする場合には医学的見解を述べ，患者の意見については「正しい療養をして，あなたの予想が現実になるといいですね」と言い添えるような配慮をする。ある患者は主治医の処方について質問し，

自分の希望を述べたところ，回答を拒否され，「私の処方が嫌なら他の先生のところに行きなさい」と言われたと憤慨していた。医師はLEARNに至る患者とのコミュニケーションの流れを自ら断ち切らないようにしなければならない。可能かどうかは別として，保健医療の専門家に求められている心理教育的面接の技術は，「患者自身の物語りに最大限の展開の自由を与えつつ，さらにそれが私たちが予期もせず望みもしない方向に向かった場合でさえも」自らの立場を堅持し，患者とともにあり，治療的合意を目指す技術である[9]。

2) 何を聴き，何を話すか

筆者は，統合失調症の急性期においては，説明は患者基準に従い，治療は医師基準で行うことが現実的であると考えている。説明の患者基準とは，インフォームド・コンセントを得る際の説明の内容を「患者が知りたいだけ」行うものである。これに対して，平均的医師が伝えるべき内容を語るべきという医師基準が対置される。インフォームド・コンセントの法理では患者基準は一般に不十分とされている。しかし，自己の言説以外を受け付けない患者に一方的に教科書的な情報を伝えることは，不安を高め混乱を高じる危険がある。また，医師から見れば，急性期に治療への理解が得られないときほど治療を行わねばならないという事情がある。かつて筆者は精神科救急の業務で入院が必要な理由を説明する際には，症状のすべてを伝えるのではなく，とりあえず患者が語った言葉をもとにして，たとえば，「あなたが〇〇というのは妄想であって，治療で回復するものであるから治療が必要である」などと最小限の直面化を心掛けた[22]。非自発的入院に際してはその程度はむしろ当然と言われるであろうが，幻覚を否認している人に症状の話をするには，一般に慎重な配慮を要することは周知の事実である。医師になりたてのころ，外来通院中の患者の親から，「患者が天井に向かって大声で独語しているのを止めさせてほしい」と電話で要請され，1人で診察に来た患者からその話を聞き出し「注意」したところ，家族から「具合が悪くなった」と苦情が来た苦い経験がある。

筆者は，急性期を過ぎた患者を対象とする場合でも，保健所の患者会などで病気の説明をするときには，不必要に過剰な情報を提供しないように情報を吟

味すべきであると主張してきた。具体的には，まずアンケートと称して，病気の症状，原因と考えること，治療法，予後などに関してそれぞれの意見を書いてもらい，書かれたものを見ながらコメントを加えるというスタイルをとってきた[19]。これは，主治医ではない者が，主治医とは別の見解を表明して混乱を招くことを恐れたこともあるが，それ以上に，患者や家族が知らないことがあることに不安を持つのではなく，すでに知っていることを確認して安心することに重要な意味があると考えたためである。一方，患者や家族からの質問には，たとえそれが医学的知識に照らして不適切と思われるものであっても，できるだけ丁寧に内容を伝え，最後に自己の見解を添えるように応接してきた。たとえば，最近患者からの「オーソモレクラー」治療や「ビタミン療法」に関する質問に対して，そのような立場で回答をした。それは，たとえ専門家が見て見当違いであっても，その質問をすることがその時のその人のぎりぎりの力であり，それを尊重し誠実な回答を行うことが，その質問者をエンパワーし，回答者との関係を強固にし，いつか何らかの治療上の効果となって現れることを期待するからにほかならない[20]。むしろこれからは「何でも知っている」患者に鍛えられる時代が来るとさえ言われている[5]今日，いかなる質問にも誠実に回答することは，治療者自身の力量を高めることにもなろう。

　いずれにせよ心理教育では，患者の持っている情報を肯定的に，かつ事実に即して医学の言葉で確認し，介入が必要なときには「安心」を獲得目標として情報提供を行うことが出発点である。そして，折にふれて少しずつ情報提供を行っていった結果，患者と病気や治療上の課題について何でも気兼ねなく話せるような関係になることが心理教育のゴールとなる。

4. EBMの時代の精神療法としての心理教育：まとめに代えて

　統合失調症の心理教育面接は医学的情報の提供なしには成立しないが，その際，治療者には患者の個人の生活や希望に配慮すること，誠実さ，そして何より実施に際しての和やかさなどが求められる。これは，心理教育が，脳の機能障害たる統合失調症からの回復を期する上で患者－治療者間の相互理解や共感

の形成を重視し,最終的には患者の人生自体の回復を目指すためである。EBMへの傾斜の中で,今や人と人との共感を基盤として「霊的な」回復を指向する "healer" としての精神療法家が「絶滅に瀕している」[2]と言われる時代である。心理教育的アプローチは,このような時代にも生き残るべき精神療法の1つと言える。そして,そのようなものとして広く市民権を得るために,「Andersonらの唱えた心理教育のそこに流れる,治療者の共感的,受容的,指示的態度」[12]という初心を忘れず,なお一層成熟させていくべきであると考える。

文　献

1) 安西信雄,池淵恵美:分裂病の認知行動療法.(中根允文,小山司,丹羽真一,他責任編集)臨床精神医学講座　精神分裂病Ⅱ,中山書店,東京,pp. 257-273, 1997.
2) Bennet, M. J. : The Empathic Healer : An endangered species? Academic Press, London, 2001.
3) Berlin, E. A., Fowkes, Jr. N. C. : A teaching framework for cross-cultural health healcare. Westan J. Med., 139 ; 934-938, 1983.
4) Falloon, I. R. H., Laporta, M., Fadden, G. et al.(白石弘巳,関口隆一監訳):家族のストレスマネージメント.金剛出版,東京,2000.
5) グレイ,M. J. A.(斉尾武郎監訳):患者は何でも知っている:EBM時代の医師と患者.中山書店,東京,2004.
6) Hind, C. R. K.(岡安大仁監訳):いかに深刻な診断を伝えるか:誠実なインフォームド・コンセントのために.人間と歴史社,東京,2004.
7) 星野一正:インフォームド・コンセント:日本になじむ6つの提言.丸善ライブラリー,東京,1997.
8) 厚生労働省精神・神経疾患研究委託費(13指2)統合失調症の治療及びリハビリテーションのガイドライン作成とその実証的研究班(主任研究者浦田十五郎):心理教育を中心とした心理社会的援助プログラムガイドライン.2004年1月.
9) Launer, J. : Narative and mental health in primary care. In Greenhalgh, T., Hutwitz, B. eds.(齋藤清二,山本和利,岸本寛史監訳)ナラティブ・ベイスト・メディスン.金剛出版,東京,pp. 100-109, 2001.
10) 前田正治,向笠広和,淡河潤子,他:分裂病者に対する心理教育ミーティング.臨床精神医学,21 ; 1195-1202, 1992.
11) 前田正治:なぜ精神分裂病患者に対して心理教育を行う必要があるのか?　臨床精神医学,26 ; 433-440, 1997.
12) 牧原浩:家族療法.(中根允文,小山司,丹羽真一,他責任編集)臨床精神医学講座　精

神分裂病II，中山書店，東京，pp. 241-256, 1997.
13) Mueser, K. T., Bellack, A. S., Wade, J. H., Sayers, S. L., Rosenthal, C. K. : An assessment of the educational needs of chronic schizophrenic patients and their relatives. Br. J. Psychiatr., 160 ; 674-680, 1992.
14) Pisecker, C. : On educating schizophrenics about schizophrenia. Schizophrenia Bulletin, 7 ; 379-382, 1981.
15) 坂口信貴：精神分裂病の社会復帰と病名告知．精神科 Mook, 22 ; 85-95, 1988.
16) 皿田洋子：Psychoeducation：特に SST（社会生活技能訓練）について．精神経誌，97 ; 522-528, 1995.
17) 佐藤光源：病名告知：新しい治療の展開．（佐藤光源監修）統合失調症：精神分裂病と何が変わったのか，日本精神神経学会，東京，pp. 12-14, 2002.
18) Schiller, L., Bennett, A.（宇佐川晶子訳）：ロリの静かな部屋．早川書房，東京，1995.
19) 白石弘巳，山口一，野中猛，他：精神分裂病の家族に対する心理教育の一技法：テストと答え合わせの授業を擬して．家族療法研究，13 ; 130-139, 1996.
20) 白石弘巳，大賀達雄：家族と専門家のための交流会．東北精神医療，28 ; 2-10, 2000.
21) 白石弘巳：家族会活動の現状と課題：家族教育の必要性．日本精神保健福祉連盟広報誌，27 ; 1-11, 2001.
22) 白石弘巳：患者・家族に説明すべきこと：精神科救急とインフォームド・コンセント．精神科治療学，Vol. 18（増刊号）精神科救急ガイドライン，pp. 193-197, 2003.
23) 高木俊介：精神分裂病告知の問題．（松下正明，高柳功，中根允文，齋藤正彦監修）インフォームド・コンセントガイダンス，先端医学社，東京，pp. 87-95, 1999.
24) Vaughn, C. E., Leff, J. P. : The measurement of expressed emotion in the families of psychiatric patients. Br. J. Social Clinical Psychology, 15 ; 157-165, 1976.

あ と が き

　2009年，私は医師となって30年の節目を迎えた。その期間をおおざっぱに分けると，最初の15年は主に臨床，次の10年弱は主に研究，最近の5年は主に教育に携わって来た。医師になりたての頃から，東京医科歯科大学の島薗安雄先生はじめ多くの先輩や同僚の先生方に臨床や研究の手ほどきをしていただいた。しかし，「まえがき」でも書いたように，私なりに努力したつもりでも，統合失調症の患者さんやご家族の期待に十分お応えできていないと感じることが少なくなかった。

　どうしたらいいのか考えているうちに，自然と患者さんや家族の近くで活動する機会が増えた。特に，研究所に勤務し臨床を離れた時期，「自分のやりたい支援」をしたいと意識的に考えた。それは，一言で言えば，患者さんや家族の希望を叶えることの応援である。そうした応援活動のいくつかは細々とではあるが，現在も続いている。「専門家」の肩の荷を降ろして，一歩退き，たとえ少し遠回りに見えても，患者さんや家族の希望に付き合わせていただくことは，どれだけ役に立てたかは別として，私自身にとってはかけがえのない経験となった。

　今から振り返ると，エンパワーメントやパートナーシップといった言葉がこれほど人口に膾炙する少し前に，私は患者さんや家族のエンパワーメントを標榜し，パートナーとしての自分の立ち位置を模索していたと考えられなくもない。お名前を挙げることは控えさせていただくが，お付き合い下さった多くの患者さんや家族の皆様，関係者の皆様に，これまでの御礼を申し上げたい。

　私は本を1冊作ることがどんなことか，今回改めて理解できた。本書が世に出ることができたのは，なかなか原稿を出さないことで悪名高い私の無理なお願いを快くお引き受け下さった星和書店の石澤雄司社長，つたない原稿を丁寧

に点検して下さった同編集部の石井みゆきさんのお陰である。三日坊主に終わるかもしれないが，原稿の締め切りのことで今後ご迷惑をおかけしないとの決意を表明して謝意に代えたい。

本書の出版にあたっては，東洋大学ライフデザイン学部の出版助成を受けた。この機会に，日頃ご指導，ご鞭撻をいただいている東洋大学の教員や職員の方々に御礼申し上げる。そして，最後に，私の支えである妻や子どもたちにも，この場を借りて感謝したい。

最後の最後に，ゼミの学生である鈴木麻里さんが格差社会について論じた卒業論文の末尾に記した以下の言葉を引用させていただきたい。

 私は，資本主義も競争社会も好きである。努力が報われる社会はとても楽しい。しかし，だからといって弱者を切り捨て見捨てる，それだけは絶対にあってはならない。許せない。
 大きなことはできないが，小さなことなら私もできる。困っている人が居たならば手を差し伸べる。
 それだけできっと，この国は変わる。
 私はそう信じている。

2010年2月
元患者であった友人の結婚パーティーに出席した夜

白石弘巳

索 引

[あ 行]

医療保護入院　4
陰性症状　8
インフォームド・コンセント　156
ヴィレッジ　43
エンパワーメント　64

[か 行]

海外旅行　53
家族会　128
家族教室　173
家族心理教育　144
感情表出　18
機能障害　81
呉秀三　10
ケアマネジメント　11
行動療法的家族療法　84

[さ 行]

再発　120
社会的入院　130
社会復帰施設　137
障害者基本法　11

障害者自立支援法　104
心理教育　30
心理社会的ストレス　11
心理社会的リハビリテーション　79
スティグマ　39
ストレスマネージメント　201
脆弱性－ストレスモデル　11
精神科ソーシャルワーカー（PSW）　143
精神機能　8
精神保健相談員　4
成年後見制度　15
セルフヘルプグループ　39

[た 行]

退院促進事業　130
知識面接　186
デイケア　6

[な 行]

ナラティブ・ベイスト・メディスン　204
能力障害　81

[は 行]

パートナーシップ 82
ひきこもり 87
病名告知 149
保健所 173
保護義務 110
保護者 10
ボランティア 95

[ま 行]

松原雄一 189
窓の会 95

[や 行]

やどかりの里 43
陽性症状 8

[ら 行]

ライフイベント 18
リカバリー 79
罹病期間 140
倫理 71

[欧 語]

ACT 11
Chamberlin 36
Fisher 36
Fromm-Reichmann 112
high EE 113
LEARN 145
Life-content model 33
National Empowerment Center 79
Rund 36
Strauss 30

初出一覧
(各章とも，下記初出論文をもとに加筆・修正を行った)

第1章　白石弘巳：精神分裂病のアフターケア．(菱山珠夫，村田信男監修) メンタルケースハンドブック，pp. 150-151，中央法規出版，1994.

第2章　白石弘巳：精神障害者の実情と成年後見制度の必要性．実践成年後見，21；4-11, 2007.

第3章　白石弘巳，中谷陽二：精神分裂病の脆弱性に影響を与える心理社会的要因．精神科治療学，12；479-485, 1997.

第4章　白石弘巳：心理教育をエンパワーする：当事者の回復の視点から．治療の聲，3；61-70, 1999.

第5章　白石弘巳：病気と生活をめぐる日米の当事者の気持ち：「やどかりの里」と「ビレッジ」で同じアンケートを実施して．響き合う街で，3；37-43, 1997.

第6章　白石弘巳：精神障害者の海外旅行とエンパワーメント：やどかり研修所のメンバー交歓旅行に同伴して．こころの健康，12 (2)；13-21, 1997.

第7章　白石弘巳：スタッフの職業倫理について考える：アンケート調査による「やどかりの里」と「ヴィレッジ」の比較．響き合う街で，3；67-72, 1997.

第8章　白石弘巳：本人・家族の回復に向けた ACT スタッフのかかわり．臨床精神医学，37；1009-1013, 2008.

第9章　白石弘巳：「ひきこもり」保障と「ひきこもり」からの援助．ぜんかれん情報ファイル REVIEW，22；46-49, 1998.

第10章　白石弘巳，小松正泰，増野肇：ひきこもる精神障害者に，社会参加の機会を提供するサービスの創設と評価に関する研究．財団法人大同生命厚生事業団第9回地域保健福祉研究助成報告集，pp. 395-400, 2003.
白石弘巳：ひきこもりからの回復に向けた支援．精神科臨床サービス，6；499-501, 2006.

第11章　白石弘巳：精神医療史の中における家族の位置づけ．精神科臨床サービス，4；150-154, 2004.

第12章　白石弘巳：家族会活動の現状と課題：家族教育の必要性．日本精神保健福祉連盟広報誌，27；1-11, 2001.

第13章　白石弘巳，大原美知子，青木眞策，滝沢武久，石河弘，樋田なおみ：精神保健医療改革と家族：「社会的入院患者」や家族に対する調査をもとに.

精神医学，12 ; 1363-1370, 2005.

第14章 白石弘巳：家族支援における「自己決定」の支援［論説］．精神保健福祉，32 ; 342-343, 2001.

第15章 白石弘巳，野中猛，鴻巣泰治，瀧誠，山口一，石原勇，中谷陽二：精神疾患患者とその家族に対する病名告知：デイケア通所者の家族に対するアンケート調査．法と精神科臨床，1 ; 87-97, 1997.

第16章 白石弘巳：家族心理教育ミーティング．病院・地域精神医学，42 ; 411-416, 2000.

第17章 白石弘巳，山口一，野中猛，高野明夫，飯田茂：精神分裂病の家族に対する心理教育の一技法：テストと答え合わせの授業を擬して．家族療法研究，13 ; 130-139, 1996.

第18章 白石弘巳，大賀達雄：「家族と専門家のための交流会」に関わって．クレリィエール，206号，2003.

第19章 白石弘巳：統合失調症患者に対する心理教育的アプローチ．精神療法，31 ; 43-49, 2005.

著者紹介

白石　弘巳（しらいし・ひろみ）

東洋大学ライフデザイン学部教授。医学博士。専門は精神医学，精神保健学。

1953年生まれ。1979年東京医科歯科大学医学部卒業。1989年東京医科歯科大学大学院修了。内科研修後，正慶会栗田病院，埼玉県立精神保健総合センターなどで精神科臨床に従事。

1996年〜2005年まで東京都精神医学総合研究所勤務。精神保健福祉に関する制度やサービスのあり方に関する研究に従事。その傍ら当事者や家族の支援にも携わってきた。
2005年4月より現職。
学会活動は日本病院・地域精神医学会理事など。家族会や社会福祉法人などの理事を歴任。

論文「精神分裂病における注意障害の研究」（精神神経学雑誌，1989）など多数。
著書「家族のための統合失調症入門」（河出書房新社，2005）など多数。

統合失調症からの回復を支える──心理教育・地域生活支援・パートナーシップ

2010年3月25日　初版第1刷発行

著　　者　白石弘巳

発 行 者　石澤雄司

発 行 所　㈱星和書店
　　　　　東京都杉並区上高井戸1-2-5　〒168-0074
　　　　　電話　03(3329)0031（営業部）／03(3329)0033（編集部）
　　　　　FAX　03(5374)7186
　　　　　http://www.seiwa-pb.co.jp

Ⓒ 2010　星和書店　　　Printed in Japan　　　ISBN978-4-7911-0733-9

| 統合失調症のための
集団認知行動療法 | エマ・ウイリアムズ 著
菊池安希子 訳・監訳 | A5判
240p
3,500円 |

| 統合失調症への
アプローチ | 池淵恵美 著 | A5判
504p
3,600円 |

| 精神科地域ケアの新展開
OTPの理論と実際 | 水野雅文、村上雅昭、
佐久間啓 編 | B5判
328p
2,800円 |

| スキルアップ心理教育 | 上原徹 著 | A5判
212p
2,400円 |

| 統合失調症から
回復するコツ
何を心がけるべきか | 渡部和成 著 | 四六判
164p
1,500円 |

発行：星和書店　http://www.seiwa-pb.co.jp　価格は本体（税別）です